北京旅游发展研究基地标志性成果

食品营养与卫生安全管理

Food Nutrition and Safety Management

雷铭　冉小峰◎编著

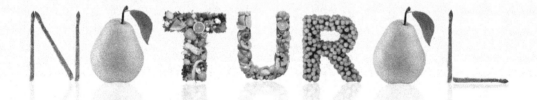

北京·旅游教育出版社

本书受北京市社会科学基金基地项目（15JDJGC008）、北京市教师队伍建设—教师教学促进—外培计划教师教学能力提升项目（534016/002）、北京第二外国语学院校级课程建设项目（营养与食品安全管理在线微课程）资助出版。

前 言

FOREWORD

国以民为本，民以食为天，食以安为先。我们每日饮食不仅要吃饱，还要吃得健康，吃得安全。随着民众保健意识的增强，一系列饮食养生节目开始走红。在众多养生知识的狂轰乱炸中，需要有一本科学的、生动的、易懂的营养学书籍拨开迷雾，将最前沿的营养学研究成果呈现给读者。尤其是成为母亲之后，我越发关注营养学的知识，希望将食品进行最科学的搭配，为宝宝的健康成长打下基础。此书没有深奥的医学知识，通俗易懂，非常适合那些迫切地想了解营养学知识，但是苦于无从下手的普通读者。

《食品营养与卫生安全管理》主要介绍营养学和食品安全卫生的基本理论与知识，以及在食品加工生产和人们日常生活中所涉及的营养与健康、食品安全与卫生等问题。本书首先介绍"吃什么"，即营养学基础知识，包括营养学的基本概念和基本内容，以及各类食品的营养价值（动物性食物、植物性食物等）；接下来介绍"安全吃"，即食品卫生和食品污染相关知识和预防；最后，附录中介绍了我国目前食品安全卫生监督的法规、政策以及某酒店食品安全卫生管理制度。

随着我国城市化的不断推进和酒店餐饮企业的迅速发展，人们选择外出就餐的比例逐年提高，酒店餐饮企业的消费人群越来越大。与此同时，人口老龄化以及科学与养生等知识的传播，使人们的健康意识逐渐增强，食物和健康的关系越来越得到重视。因此，人们对酒店的食物营养和食品安全提出了更高的要求。本书具有很强的社会实践性和应用性，可用于酒店管理专业、旅游管理专业等相关学科营养与食品安全课程的教学。

本书的撰写得到了北京第二外国语学院酒店管理学院全体教师的大力支持，但行文难免有所纰漏，真诚欢迎广大读者、教师和学生在阅读和使用本书的过程中提出批评和建议。

雷铭

2017年9月

目 录

CONTENTS

第一章 营养与食品安全管理绪论

第一节 概述

营养与食品安全管理主要研究饮食与健康的相互作用及其规律、作用机制，并据此提出预防疾病、保护和促进健康的措施、政策和法规等。包括营养学和食品卫生学两个学科。

营养学是研究机体营养规律以及改善措施的科学，即食物中对人体有益的成分、人体摄取和利用这些成分以维持和促进健康的规律，并在此基础上采取具体的、宏观的社会性措施改善人类健康、提高生命质量。食品卫生学是研究食品中可能存在的、危害人体健康的有害因素及其对机体的作用规律和机制，在此基础上提出具体的、宏观的预防措施，以提高食品卫生质量，保护食用者安全的科学。

营养学与食品卫生学都是研究食物和健康关系的科学，只不过营养学研究的是食物如何促进个体的健康，而食品卫生学研究的是食物如何损害个体的健康。二者的具体研究内容可以用图 1-1 表示。

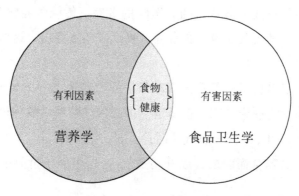

图 1-1 食物与健康的关系

第二节　营养学发展简史

一、古代营养学的历史发展

民以食为天，人类每天都离不开食物。我国自古代开始，便已经涉及营养学相关的内容。尤其以中医药理论为主的养生哲学，更是与营养学有着密不可分的关系。与其他学科一样，中国古代的营养学经历了从无到有，由简到繁的发展过程，其历史悠久，源远流长。

（1）早期营养雏形：人类为了生存、繁衍后代，必须摄取食物，以维持身体需要。早在上古时代，人们在寻找食物过程中，不断品尝，逐渐分清药物和食物的区别，将有治疗作用的动植物均归于药物，而把能饱腹充饥、对身体有益的动植物均归于食物，因此在医学史上有"医（药）食同源"的说法。

钻木取火使古人由茹毛饮血的生食转变为熟食，为人类更加健康创造了条件，这是一大进步。商代，相传伊尹精通烹调，同时善于配制各种汤液治病，原料中就有"阳补之姜，招摇之桂"，姜桂既是调料，又是发汗解表、宣通阳气、温胃止呕的佳品。此时中国传统营养学已经初具雏形。至周代，据《周礼·天官》所载，食医位居疾医、疡医、兽医之首，可见当时朝廷非常重视饮食养生和治疗问题。这标志着中国传统营养学已形成制度，比西方早了2000多年。

（2）营养实践及代表著作：随着医学的发展，传统营养学在预防、保健、治疗方面积累了大量实践经验，在食养、食疗方面更突出，这些大多记载于医书和本草著作中。

春秋战国时期出现了一部我国现存最早的重要医书——《黄帝内经》，它不仅奠定了中医学的理论基础，也奠定了中国传统营养学的理论基础，并提出了全面膳食观点。如《素问·脏气法时论》云："五谷为养，五果为助，五畜为益，五菜为充，气味合而服之，以补精益气。"这可能是世界上全面膳食的最早记载。

《神农本草经》成书于东汉之前，是我国现存最早的本草专著，共载药物

365 种。书中也记载了一些有药用价值的食物，如薏苡仁、胡麻（芝麻）、芡实、山药、龙眼、干姜、核桃仁、蜀椒等。东汉时期的医家张仲景在《伤寒论》《金匮要略》中选用不少食物治病，如用于治疗心神失养、精神抑郁的"百合鸡子黄汤"，就是典型的代表。晋代葛洪在其所著《肘后备急方》中，首次记载用海藻治瘿病（甲状腺肿），用猪胰治消渴病（糖尿病）。

唐代孟诜撰写了第一部食物本草专著——《食疗本草》，共分三卷，收载食用本草 241 种，每味食物名下均载有数个处方，其配制合理，使用方便。唐代医家孙思邈在《千金要方》卷二十六食篇中，指出"食能排邪而安脏腑，悦神，爽志，以资血气。若能用食平疴，释情遣疾者，可谓良工……夫为医者，当须洞晓病源，知其所犯，以食治之。食疗不愈，然后命药昭。"书中论述用肝脏治夜盲；海藻、昆布治瘿瘤；谷皮防治脚气病等。

《饮膳正要》是元代饮膳太医忽思慧所著，内容丰富全面。全书共三卷，卷一概述各种情况避忌，以及聚珍异馔。卷二介绍"诸般汤煎"和"食疗诸病"。卷三是食物本草，并附有图谱。书中还首次记载了用蒸馏法工艺制的药酒。

明代医家李时珍勤求古训，博采诸家，共收集本草 1892 种，著成《本草纲目》一书。《本草纲目》不仅是明代以前本草的集大成者，也是食物本草的总结。其中食物约占全书本草总数的 1/3 以上，均作了全面评述还增补了不少以前未记载或述之不详的食物。此外还记载了大量食疗方。清代章杏云的《调疾饮食辨》、王孟英的《随息居饮食谱》也各有特点。

可见，中国营养学在上古时代与医药同时发展，至商周渐成雏形，设"食医"专司此事，至秦汉、唐宋逐渐奠定基础，复经元明清充实发展，形成较为系统的学说，积累了丰富的实践经验，值得我们挖掘、继承、发扬、提高。

西方营养学发展也经历了类似的阶段。2000 年前，医学之父希波克拉底提出了饮食的法则："把你的食物当药物，而不是把你的药物当食物。"就是提出了以多吃食物少吃药、提前预防疾病为主的医学思想。圣经中也提到使用胆汁治疗夜盲症。不过，古典营养学还处在萌芽阶段，人们对于营养学的认识还较为朴素。之后，随着生物和化学等学科的发展，现代营养学也出现了。

二、现代营养学的发展

营养学的发展与生命科学及社会意识形态的发展息息相关。1785 年法国发生的"化学革命"，标志着现代营养学的开端。此后，伴随着生命科学各领域如化学、物理学、生物化学、微生物学、生理学、医学取得的突破性成果，现代营养学的研究内容进一步加深和扩展，特别是基因组学、蛋白质组学及代谢组学技术在营养学研究领域的应用，为现代营养学提供了广阔的发展前景。

现代营养学从开始至现在，可大致分为以下 3 个时期：

1. 营养学的萌芽与形成期（1785—1945 年）

此时期的特点有：①在认识到食物与人体基本化学元素组成基础上，逐渐形成了营养学的基本概念、理论；②建立了食物成分的化学分析方法和动物实验方法；③明确了一些营养缺乏病的病因；④分离和鉴定了食物中绝大多数营养素，该时期是发现营养素的鼎盛时期，也是营养学发展的黄金时期；⑤ 1934年美国营养学会的成立，标志着营养学的基本框架已经形成。

1778 年，法国化学家 Lavoisier 鉴定并命名了氧和氢；1785 年，法国化学家 Berthollet 证明动物、植物体内存在氮，并有氨（NH_3）的存在，这为营养学的发展奠定了基础。1780 年，Lavoisier 用自制的冰量热计测量豚鼠产生的热量与呼出的二氧化碳，并将这些结果与点燃的蜡烛或木炭产生的热量进行比较，首次提出"呼吸是氧化燃烧"的理论，从而为食物的能量代谢研究奠定了基础。

1839 年，荷兰科学家 Mulder 首次提出"蛋白质"（protein）的概念，并认识到各种蛋白质均大约含有 16% 的氮。1842 年，德国有机化学家 Liebig 提出机体营养过程是对蛋白质、脂肪和碳水化合物的氧化过程，并指出碳水化合物可在体内转化为脂肪；同时还建立了碳、氢、氮定量测定方法，由此明确了食物组成及物质代谢概念。1860 年，德国生理学家 Voit 建立氮平衡学说，并于 1881 年首次系统提出蛋白质、碳水化合物和脂肪的每日供给量；1894 年，Rubner 建立了测量食物代谢燃烧产生热量的方法，提出了热量代谢的体表面积法则和 Rubner 生热系统；1899 年，美国农业化学家 Atwater 提出了 Atwater 生热系数，设计了一种更为精确的呼吸能量计，并完成了大量能量代谢实验和食物成分分析。这师生三代（Liebig 是 Voit 的老师，后者又是 Rubner 和 Atwater 的老师）科学家以其伟大的科研业绩成为现代营养学的主要奠基人。

1886 年，荷兰细菌学家 Eijkman 建立了研究脚气病的鸡模型，并发现白色精制大米可导致该病，而粗制带有麸皮的大米具有治疗作用。从 Eijkman 开始，经过几代人的艰苦努力，终于在 1926 年发现了维生素 B_1（Vitamin B_1）。1810 年，WoUastor 发现第一种氨基酸（Aminoacid）——亮氨酸（Leucine）。1935 年，Rose 鉴定出最后一种天然存在的氨基酸——苏氨酸（Threonine）。1942 年，Rose 根据人体实验确认成人有 8 种必需氨基酸（Essential Aminoacid）。1912 年，Funk 将抗脚气病、抗坏血病、抗癞皮病、抗佝偻病的 4 种物质统称为"生命胺"（Vitamine）。1920 年，命名为维生素（Vitamin）。

2. 营养学的全面发展与成熟时期（1945—1985 年）

此时期的特点有：①继续发现一些新营养素并系统研究了这些营养素消化、吸收、代谢及生理功能，营养素缺乏引起的疾病及其机制。②不仅关注营养缺乏问题，而且还开始关注营养过剩对人类健康的危害。③公共营养（Public Nutrition）的兴起，这是该时期营养学发展的显著特点。第二次世界大战期间，美国政府为防止士兵患营养缺乏病而建立了战时食物配给制度，这些调整食物结构的政策及预防营养缺乏病所采取的社会性措施为公共营养学的发展奠定了基础。

战后，国际上开始研究宏观营养，营养工作的社会性不断得到加强。随后在世界卫生组织（World Health Organization，WHO）和联合国粮农组织（Food and Agriculture Organization，FAO）的共同努力下，加强了全球营养工作的宏观调控性质，公共营养学应运而生。1996 年，Mason 等提出、并经 1997 年第 16 届国际营养大会讨论同意，将"公共营养"的定义最终明确下来，它标志着公共营养的发展已经成熟。

3. 营养学发展新的突破孕育期（1985 年至今）

此时期的特点有：①营养学研究领域更加广泛：除传统营养素外，植物化学物（Photochemicals）对人体健康的影响及其对慢性病的防治作用逐渐成为营养学研究热点；对植物化学物的深入研究不仅有利于促进健康、防治人类重大慢性疾病，同时，对植物化学物作用机制的深入研究将更加明确其在人类健康中的作用、地位，并将有一部分植物化学物划分为新的营养素。另外，不仅研究营养素的营养生理功能，还研究其对疾病的预防和治疗作用。②营养学的研究内容更加深入：随着分子生物学技术和理论向各学科逐渐渗透，特别是1985年分子营养学（Molecular Nutrition）概念的提出，标志着营养学研究已进入分子时代。分子营养学将从更加微观的角度研究营养与基因之间的相互作用及其对人类健康的影响。分子营养学的深入研究，将促进发现营养素新的生理功能，同时利用营养素促进人体内有益基因的表达和（或）抑制有害基因的表达；另外，还可以根据人群个体不同基因制订不同的膳食供给量标准，为预防营养相关疾病作出重要贡献。③营养学的研究内容更加宏观：2005年5月发布的吉森宣言（Giessen Declaration）以及同年9月第18届国际营养学大会上均提出了营养学的新定义，即营养学（也称之为新营养学，New Nutrition Science）是一门研究食品体系、食品和饮品及其营养成分和它们在生物体系、社会和环境体系之间及之内的相互作用的科学。新营养学特别强调营养学不仅是一门生物学，而且还是社会学和环境科学，是三位一体的综合性学科。因此，它的研究内容不仅包括食物与人体健康，还包括社会政治、经济、文化等以及环境与生态系统的变化，对食物供给进而对人类生存、健康的影响。它不仅关注一个地区、一个国家的营养问题，而且更加关注全球的营养问题；不仅关注现代的营养问题，而且更加关注未来营养学持续发展的问题。因此，新营养学比传统营养学的研究内容更加广泛和宏观。新营养学的进一步发展将从生物学、社会学和环境科学的角度，综合制订出"人人享有安全、营养的食品权利"的方针、政策，最大限度地开发人类潜力，享有最健康的生活，发掘、保持和享受多元化程度逐渐提高的居住环境与自然环境。

以上3个方面的研究才刚刚起步，还处于初级阶段，但其未来的发展前景、将要产生的重大突破及其对人类和社会发展的巨大贡献是可预见的。因此这一时期是营养学发展的新的突破孕育期。

三、我国现代营养学的发展

我国现代营养学的发展约始于20世纪初。当时的生化学家做了一些食物成分分析和膳食调查方面的工作。1927年，刊载营养学论文的《中国生理杂志》创刊。1928年、1937年分别发表了《中国食物的营养价值》和《中国民众最低营养需要》。1939年，中华医学会参照"国联"建议提出了我国历史上第一个营养素供给量建议。1941年，中央卫生实验院召开了全国第一次营养学会议。1945年，中国营养学会（Chinese Nutrition Society）在重庆正式成立，并创办了《中国营养学杂志》。当时的中国正处于半封建、半殖民地的政治经济条件下，加上连年的战争状态，营养学研究工作举步维艰，难以收到实际成效。

新中国成立后，我国营养学和人民营养事业有了新的发展。新中国成立初期根据营养学家的建议，国家采取了对主要食品统购、统销和价格补贴政策，保证了食物合理分配和人民基本需要。设置了营养科研机构，在全国各级医学院开设了营养卫生课程，为我国培养了大批营养专业人才队伍。结合国家建设和人民健康需要，开展了多方面富有成效的工作，先后进行了"粮食适宜碾磨度""军粮标准化""5410豆制代乳粉""提高粗粮消化率"等研究工作。1952年，我国出版第一版《食物成分表》；1956年，《营养学报》创刊；1959年，开展了我国历史上第一次全国性营养调查（Nutritional Survey）；1963年，提出我国新中国成立后第一个营养素供给量建议（Recommended Dietary Allowance, RDA）。

1966—1976年期间，营养学的发展几乎陷入停滞状态。1978年，党的十一届三中全会以后，我国的营养学事业驶向了快速发展的轨道，并取得了长足进展，重新组建了中国营养学会，恢复了营养学课程，复刊了《营养学报》，开展了学科各个领域的建设、科研和实际工作。1982—2002年，每10年进行一次全国性营养调查。1988年中国营养学会修订了每人每天膳食营养素供给量，并于1989年制订了我国第一个膳食指南。与此同时，我国的营养科学工作者进行了一些重要营养缺乏病包括克山病、碘缺乏病、佝偻病及癞皮病等的防治研究，并结合防治克山病及硒中毒的研究结果，提出了人体需要量，受到各国学者的高度重视。另外，在基础营养学研究如我国居民蛋白质、能量需要量，以及利用稳定核素技术检测微量元素、体内代谢等研究领域已接近世界先进水平，并取得了重要成果。

根据社会发展和居民膳食结构的改变，1997年，中国营养学会修订了膳食指南（Dietary Guide Line），并发布了《中国居民平衡膳食宝塔》；2000年，中国营养学会发布了我国第一部《中国居民膳食营养素参考摄入量（Dietary Reference Intakes，DRIs）》。我国政府十分重视我国居民营养与健康问题，1993年，国务院发布了《九十年代食物结构改革与发展纲要》，次年签发了《食盐加碘消除碘缺乏危害管理条例》；1997年、2001年国务院办公厅分别发布了《中国营养改善行动计划》《中国食物与营养发展纲要（2001—2010年）》。这一系列具有法律效力的文件，不仅为改善与促进国民健康提供了有力的保障，而且还为我国营养学的发展注入了巨大的推动力。

第三节 中国居民营养与慢性病状况报告（2015 年）

居民营养与慢性病状况是反映国家经济社会发展、卫生保健水平和人口健康素质的重要指标。2004年，原卫生部发布了2002年中国居民营养与健康状况调查结果。为了进一步了解十年间我国居民营养和慢性病状况的变化，国家卫生计生委综合采用多中心、多来源数据系统评估、复杂加权和荟萃分析等研究办法，编写了《中国居民营养与慢性病状况报告（2015年）》。

（1）在我国居民膳食营养与体格发育状况方面，该报告认为，膳食能量供给充足，体格发育与营养状况总体改善。如图1-2所示，十年间居民膳食营养状况总体改善，2012年居民每人每天平均能量摄入量为2172千卡，蛋白质摄入量为65克，脂肪摄入量为80克，碳水化合物摄入量为301克，三大营养素供能充足，能量需要得到满足。

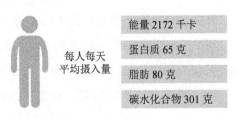

每人每天
平均摄入量

能量 2172 千卡

蛋白质 65 克

脂肪 80 克

碳水化合物 301 克

居民膳食营养状况总体改善，三大营养素供能充足，能量需要得到满足

图 1-2 我国居民膳食营养和体格发育情况

2012 年，全国 18 岁及以上成年男性和女性的平均身高分别为 167.1cm 和 155.8cm，平均体重分别为 66.2kg 和 57.3kg，与 2002 年相比，居民身高、体重均有所增长（见图 1-3），尤其是 6~17 岁儿童青少年身高、体重增幅更为显著。其中，农村青少年增长幅度高于城市青少年的增长幅度（见图 1-4）。

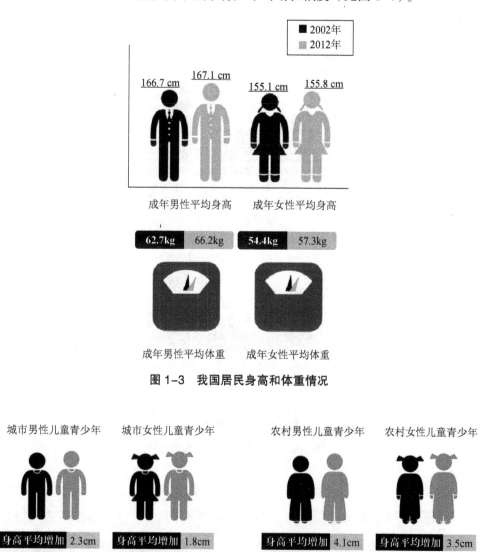

图 1-3　我国居民身高和体重情况

图 1-4　我国儿童青少年身高和体重情况

2012 年，成人营养不良率为 6.0%，比 2002 年降低 2.5 个百分点。儿童青少年生长迟缓率和消瘦率分别为 3.2% 和 9.0%，比 2002 年降低 3.1 和 4.4 个百分点（见图 1-5）。6 岁及以上居民贫血率为 9.7%，比 2002 年下降 10.4 个百分点。其中 6~11 岁儿童和孕妇贫血率分别为 5.0% 和 17.2%，比 2002 年下降了 7.1 个百分点和 11.7 个百分点。

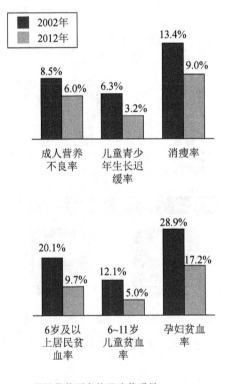

居民营养不良状况改善明显

图 1-5　我国居民营养不良情况

（2）膳食结构有所变化，超重肥胖问题凸显。过去 10 年，我国城乡居民粮谷类食物摄入量保持稳定。总蛋白质摄入量基本持平，优质蛋白质摄入量有所增加，豆类和奶类消费量依然偏低。脂肪摄入量过多，平均膳食脂肪供能比超过 30%。蔬菜、水果摄入量略有下降，钙、铁、维生素 A、维生素 D 等部分营养素缺乏依然存在。

2012 年居民平均每天烹调用盐 10.5 克，较 2002 年下降 1.5 克（见图 1-6）。

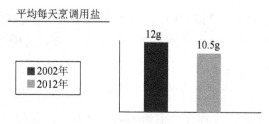

图 1-6 我国居民烹调用盐情况

全国 18 岁及以上成人超重率为 30.1%，肥胖率为 11.9%，比 2002 年上升了 7.3 个百分点和 4.8 个百分点，6~17 岁儿童青少年超重率为 9.6%，肥胖率为 6.4%，比 2002 年上升了 5.1 个百分点和 4.3 个百分点（见图 1-7）。

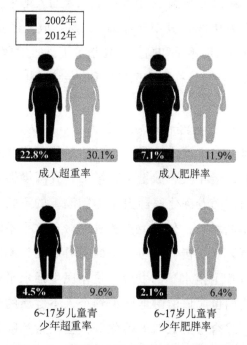

图 1-7 我国成人及儿童青少年超重情况

另外，《中国居民营养与慢性病状况报告（2015 年）》中涉及的慢性病内容，一是关于重点慢性病患病情况。2012 年全国 18 岁及以上成人高血压患病率为 25.2%，糖尿病患病率为 9.7%，与 2002 年相比，患病率呈上升趋势。40 岁及以上人群慢性阻塞性肺病患病率为 9.9%。根据 2013 年全国肿瘤登记结果分析，我国癌症发病率为 235/10 万，肺癌和乳腺癌分别位居男、女性发病首位，十年来我国癌症发病率呈上升趋势。二是关于重点慢性病死亡情况。2012年全国居民慢性病死亡率为 533/10 万，占总死亡人数的 86.6%。心脑血管病、癌症和慢性呼吸系统疾病为主要死因，占总死亡人数的 79.4%，其中心脑血管病死亡率为 271.8/10 万，癌症死亡率为 144.3/10 万（前五位分别是肺癌、肝癌、胃癌、食道癌、结直肠癌），慢性呼吸系统疾病死亡率为 68/10 万。经过标化处理后，除冠心病、肺癌等少数疾病死亡率有所上升外，多数慢性病死亡率呈下降趋势。三是关于慢性病危险因素情况。我国现有吸烟人数超过 3 亿，15 岁以上人群吸烟率为 28.1%，其中男性吸烟率高达 52.9%，非吸烟者中暴露于二手烟的比例为 2.4%。2012 年全国 18 岁及以上成人的人均年酒精摄入量为 3 升，饮酒者中有害饮酒率为 9.3%，其中男性为 11.1%。成人经常锻炼率为 18.7%。吸烟、过量饮酒、身体活动不足和高盐、高脂等不健康饮食是慢性病发生、发展的主要行为危险因素。经济社会快速发展和社会转型给人们带来的工作、生活压力，对健康造成的影响也不容忽视。

慢性病的患病、死亡与经济、社会、人口、行为、环境等因素密切相关，尤其是饮食因素。一方面，随着人们生活质量和保健水平不断提高，人均预期寿命不断增长，老年人口数量不断增加，我国慢性病患者的基数也在不断扩大；另一方面，随着深化医药卫生体制改革的不断推进，城乡居民对医疗卫生服务需求不断增长，公共卫生和医疗服务水平不断提升，慢性病患者的生存期也在不断延长。慢性病患病率的上升和死亡率的下降，反映了国家社会经济条件和医疗卫生水平的发展，是国民生活水平提高和寿命延长的必然结果。当然，我们也应该清醒地认识到个人不健康的生活方式对慢性病发病所带来的影响。综合考虑人口老龄化等社会因素和吸烟等危险因素现状及变化趋势，我国慢性病的总体防控形势依然严峻，防控工作仍面临着巨大挑战。

第四节 食品卫生学发展历史

食品卫生学是预防医学中一个重要的分支学科，是一门应用基础性科学。随着全球性经济和贸易的发展和现代信息化社会的不断进步，食品安全问题也已不再是单纯的预防医学问题，它被赋予了更强的社会科学责任。食品卫生学的概念、学科地位及其功能，也伴随着社会的发展而不断充实和完善。1995年10月30日我国颁布了《中华人民共和国食品卫生法》。总则的第一条内容是"为保证食品卫生，防止食品污染和有害因素对人体的危害，保障人民身体健康，增强人民体质，制定本法"。第二条为"国家实行食品卫生监督制度"。2008年8月在提交全国人民代表大会常务委员会讨论的《中华人民共和国食品安全法》（二次审议稿）中，总则的第一条规定"为了防止、控制和消除食品污染以及食品中有害因素对人体的危害，预防和减少食源性疾病的发生，保证食品安全，保障人民群众生命安全和身体健康，增强人民群众体质，制定本法。"第四条中，采用了"食品安全监督管理"的表述。从间隔13年的立法名称和文本内容变化，我们可以清楚地理解为"食品安全"是在原有"食品卫生"概念基础上的一个升华。食品安全保障就是通过控制食品及整个食物链潜在的食品卫生问题，保障食品不对人群健康构成不良影响、疾病或死亡。

一、国外的食品安全管理

随着世界各国间的贸易往来日益增加，食品安全已变得没有国界，世界某一地区的食品问题很可能会波及其他国家和地区，给全球带来巨大影响。2000年5月世界卫生组织（WHO）第53届世界卫生大会通过决议，明确强调食品安全是公共卫生领域全球范围内的一个重要问题，将食品安全列为WHO的工作重点和最优先解决的领域。决议指出，发达国家每年约有1/3的人感染食源性疾病，在发展中国家更为严重；食源性和水源性腹泻在不发达国家是发病和死亡的主要原因，每年约有220万人因此丧生，其中绝大多数为儿童。呼吁各国政府采取措施，建立和完善管理体系和法规制度。

从发达国家的经验分析，食品安全问题对国家经济建设、社会发展、政治稳定等均可产生不可低估的重要影响。2001 年 6 月联合国粮食及农业组织（FAO）和 WHO 联合召开了"强化国家食品安全控制体系"专家咨询会议，并于 2003 年颁布了《保障食品的安全和质量：强化国家食品控制体系》的食品安全控制导则，取代了 1976 年制定的《建立有效的国家食品控制体系的准则》。新导则突出强调"食品安全"是精髓，各国食品安全控制体系的主要目标是：减少食源性疾病，保护公众健康；保护消费者免受不卫生、有害健康、错误标识或掺假的食品带来的危害；维持消费者对食品体系的信任，为国内及国际的食品贸易提供合理的法规基础。为了实现这样的目标，修订后的导则中提出了国家食品安全控制体系的功能框架，包括立法（食品法规体系和食品卫生标准）、管理（危险性评估与危险性管理）、监测（食源性疾病与食品污染）及实验室的能力建设等基本模式。

二、国内的食品安全管理

在我国，"面向工农兵、预防为主、团结中西医、卫生工作与群众运动相结合"是新中国成立初期卫生工作的四大基本方针。1953 年全国开始建立卫生防疫站，食品卫生工作是卫生防疫工作的重点之一。20 世纪 60 年代，国务院颁布《食品卫生管理条例》，1995 年 10 月 30 日第八届全国人大常委会第十六次会议审议通过《中华人民共和国食品卫生法》，明确国务院卫生行政部门为食品卫生主管部门，使我国的食品卫生工作步入了法制管理阶段，基本形成了中央、省（直辖市、自治区）、市（区）和县四级食品安全技术保障体系。遍布全国 2000 多个县级以上行政区域的 10 余万卫生技术人员，在保障食品安全、预防和控制食源性疾病方面做出了重要的历史性贡献。

根据党中央、国务院关于加强公共卫生体系建设的精神，2003 年以来，中央政府和各地政府不断加大投入，加强和完善公共卫生体系建设，各地疾病预防控制中心普遍配备了与检验职能相适应的检验设备和仪器。据 2005 年全国食品检测资源调查结果显示，全国共有食品检验机构 5630 家，其中卫生部门的检测机构共有 2560 家，占全国的 45.5%；食品检验人员总数达到 14.5 万人，直接从事食品检验检测的人数 3 万人。2004 年 8 月卫生部颁布了《食品安全行动计划》，提出"控制食品污染，减少食源性疾病，保障消费者健康，促进经济发展"的四大总目标，以及 5 个具体目标，即建立较完善的食品卫生法律法规与标准体系；建立和完善食品污染物监测与信息系统；建立和完善食源性疾病的预警与控制系统；建立加强食品生产经营企业自身管理的食品安全监管模式；建立有效保证食品安全的卫生监督体制和技术支撑体系。

三、重要食品安全问题的研究与控制

（1）酵米面及变质银耳中毒的研究与控制：酵米面是我国自 20 世纪 50 年代起东北地区民间流传的一种粗粮细作加工方法，会因家庭制作、保存不当而发生原因不明的中毒和死亡，主要表现为肝、脑、肾等实质性器官的损伤，病死率高达 50% 以上。在 16 个省（自治区）发现引起类似临床表现的 3 大类中毒食品（谷类发酵制品、变质银耳及发酵薯类制品）。据不完全统计，截至 1994 年底我国 16 个省共发生该类食物中毒 545 起，中毒人数 3352 例，死亡 1401 例，平均病死率高达 41.80%，是迄今我国病死率最高的微生物性食物中毒。中国预防医学科学院卫生研究所与相关省的卫生防疫人员进行了十几年的合作研究，确证了椰毒假单胞菌酵米面亚种及其产生的米酵菌酸毒素是引起食物中毒和死亡的主要病因，同时提出了酵米面和变质银耳中毒诊断、预防控制等科学对策，为有效控制酵米面和变质银耳食物中毒在我国的流行提供了技术支持。

（2）变质甘蔗中毒的研究与控制：变质甘蔗中毒是一种原因不明的急性食物中毒，是由进食南产北运、储存过冬而发霉变质的甘蔗而引起。主要流行于我国北方的 13 个省市。截止到 1989 年共发生中毒 217 起 884 例，死亡 88 例。中毒症状为中枢神经系统受损。患者多为儿童，幸存者常留有终身残疾的后遗症。中国预防医学科学院卫生研究所与有关省、自治区、直辖市的卫生防疫人员合作，从可疑中毒甘蔗样品中分离出节菱孢霉菌，并分离鉴定出节菱孢霉菌的毒性代谢产物 3- 硝基丙酸，从而明确了变质甘蔗的中毒病因，并在国际上首次阐明 3- 硝基丙酸可以引起人的食物中毒，为有效预防和控制变质甘蔗中毒提供了科学依据。

（3）肉毒毒素中毒的研究与控制：肉毒毒素中毒多发生于我国的新疆等地区，死亡率较高，严重威胁群众的生命安全。该病在我国发生中毒的食品、潜伏期等与国外报道有很大不同。从 1970 年至 1986 年，中国预防医学科学院卫生研究所与有关省、自治区、直辖市的卫生防疫人员合作，对我国肉毒毒素中毒的流行病学、诊断与治疗、不同地区产毒肉毒杆菌的分布等进行了深入的研究。尤其是通过对肉毒毒素中毒患者临床症状的规律性研究，将中毒分为轻度、中度、重度和极重度 4 个等级，为有效地抢救中毒患者、降低死亡率提供了重要的依据。

（4）有机氯农药残留的科学研究：中国预防医学科学院卫生研究所于 1973 年起历经 8 年，组织全国 26 个省、自治区、直辖市的 31 个医学院校、卫生防疫站、科研部门合作，开展了食物中有机氯农药残留及其毒性研究，取得开创性、奠基性的成果，至今仍是合理使用林丹的重要科学依据。1977 年发布了我国第一个农药残留限量标准，即六氯化苯、2，2-双（4-氯苯基）、1，1，1 三氯乙烷的允许残留限量；创造性地提出脂肪含量在 10% 以下的肉类，残留量以全肉重量计；10% 以上者，残留量以脂肪重量计，从而有效地保护了当时我国脂肪含量少的鸡、兔肉出口。

（5）辐照食品研究：为推广使用辐照技术进行食品保藏，我国于 20 世纪 80 年代初开展辐照食品安全性研究。鉴于 WHO 关于辐照食品安全评价专家咨询会议报告中缺少人体资料，中国预防医学科学院卫生研究所精心设计、组织了 8 项近 500 人的辐照食品人体试食试验，填补了国际空白。以充分的科学数据证明 10 kGy 以下辐照食品的安全性，并制定了辐照食品卫生标准（包括谷类、蔬菜、水果、禽类、干果类和调味品），受到 WHO、FAO 和国际原子能机构（IAEA）的高度评价。此成果在卫生立法方面达到国际先进水平，大量人体资料为国际组织和其他国家所引用，为辐照技术在我们食品工业中的推广应用奠定了科学基础。

（6）工业废水灌溉农田的安全性评价：我国工业发展初期的 20 世纪 70 年代，由于认识不足，工业废水被作为方便的灌溉用水，就近放入农田。对此，中国预防医学科学院卫生研究所专家对广东茂名用于农业灌溉的工业废水中含有的有害物（如酚、镉、铬、氟等）进行安全性评价，首次发现污水灌溉粮对动物有胚胎毒性，并制定了污水灌溉农田水质卫生标准。卫生部门及时向各级政府部门通报，阐明工业废水的危害，国家及时做出禁用的决定，防止了危害的进一步扩大。

（7）食品安全突发事件的应急处理：在我国不同的经济发展阶段或重大自然灾害面前，食品卫生科技人员都在第一时间出现在食源性疾病暴发、食品安全事故的现场，为调查处理、解决问题，为相应公共卫生政策的制定和修订提供了高水平的专家咨询和强大的技术支持。①水灾害后的食源性疾病预防与控制：20世纪90年代初，我国南方发生重大水灾，当地国库粮食因水灾发生霉变，大面积灾区群众的粮食供应出现短缺。1998年我国南方和北方地区连续发生了新中国成立以来的特大洪水，灾后大疫有一触即发之势。为实现党中央国务院提出的"确保灾后无大疫"的目标，食品卫生专家赴灾区指导工作，提出水灾后霉变粮食的有效防霉去毒方法及霉变粮食安全利用措施，提出科学实用的预防食源性疾病的措施，为保障灾区人民的健康与食品安全作出了应有的贡献。②安徽阜阳劣质奶粉事件的调查处理：2004年4月，我国安徽阜阳地区发生"劣质奶粉事件"。遵照温家宝总理的指示，卫生部组成专家调查组，紧急赴安徽阜阳市处理，先后赴医院、制假窝点、受害儿童家庭等现场，对事件的危害范围、劣质奶粉的质量及安全性进行评价，并以最快的速度对现场采集的样品进行了检测，获得了准确可靠的数据，为国务院调查组确定危害原因提供了科学数据，为卫生部提出受害儿童病因及救治方案发挥了关键性作用。③"苏丹红"污染食品事件的科学咨询：2005年英国食品标准局就辣椒等食品检出人类可能致癌物苏丹红色素而向消费者发出警告，由此引起我国媒体的广泛炒作和消费者的恐慌。中国疾病预防控制中心营养与食品安全所迅速组织技术专家，对苏丹红的毒理学资料和食品中苏丹红检测数据等相关信息进行分析研究，完成了"苏丹红"的危险性评估报告，以卫生部2005年第5号公告向社会发布，提高了媒体和消费者对事件的科学认识。

最后，以我国的奶粉事件为案例结束此章。如图1-8所示，我国的奶粉事件经历了三个关键事件，使得中国奶粉品牌的公信力全失，一口安全的奶粉成了中国妈妈心中的痛。中国人民紧绷的一根弦就是食品安全问题。一旦出现这个问题，一个企业将陷入万劫不复之地。食品安全与品牌形象关系非常密切，关乎一个企业的生死存亡。因此，在酒店行业，再怎么强调食品安全都不为过。

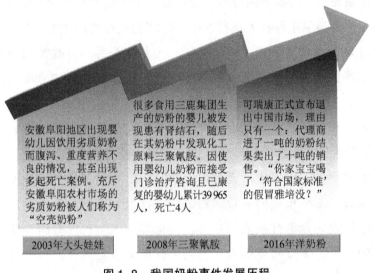

安徽阜阳地区出现婴幼儿因饮用劣质奶粉而腹泻、重度营养不良的情况，甚至出现多起死亡案例。充斥安徽阜阳农村市场的劣质奶粉被人们称为"空壳奶粉"

很多食用三鹿集团生产的奶粉的婴儿被发现患有肾结石，随后在其奶粉中发现化工原料三聚氰胺。因使用婴幼儿奶粉而接受门诊治疗咨询且已康复的婴幼儿累计39 965人，死亡4人

可瑞康正式宣布退出中国市场，理由只有一个：代理商进了一吨的奶粉结果卖出了十吨的销售。"你家宝宝喝了'符合国家标准'的假冒雅培没？"

| 2003年大头娃娃 | 2008年三聚氰胺 | 2016年洋奶粉 |

图 1-8　我国奶粉事件发展历程

第二章　营养学医学基础

第一节　人体消化系统

一、人体的构成

人体的最小单位是细胞，细胞经过分化形成了许多形态、结构和功能不同的细胞群，把形态相似、结构和功能相同的细胞群叫作组织；生物体的器官都是由几种不同的组织构成的，这些组织按一定的次序联合起来，形成具有一定功能的结构；在大多数动物体和人体中，一些器官进一步有序地连接起来，共同完成一项或几项生理活动，就构成了系统。因此，如图 2-1 所示，人体是按照细胞→组织→器官→系统层次构成的。

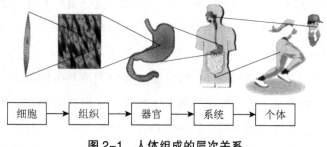

图 2-1　人体组成的层次关系

（1）细胞：能进行独立繁殖的有膜包围的生物体的基本结构和功能单位。一般由质膜、细胞质和核（或拟核）构成，是生命活动的基本单位。

（2）组织：由形态相似、功能相同的一群细胞和细胞间质组合起来，称为组织。人体的组织分为上皮组织、结缔组织、神经组织和肌肉组织四种。

（3）器官：动物或植物的由不同的细胞和组织构成的结构（如心、肾、叶、花），用来完成某些特定功能，并与其他分担共同功能的结构一起组成各个系统。

（4）系统：人体共有八大系统：运动系统、神经系统、内分泌系统、循环系统、呼吸系统、消化系统、泌尿系统、生殖系统。以上系统构成了人体和动物体，并且在神经和内分泌系统调节下，互相联系、互相制约，共同完成整个生物体的全部生命活动，以保证生物体个体生存和种族绵延。

消化系统指人体内与消化摄食有关的器官：口腔、咽、食道、胃、小肠、大肠、肛门，以及唾液腺、胃腺、肠腺、胰腺、肝脏等，因此称它们为消化器官。这些消化器官协同工作，共同完成对食物的消化和对营养物质的吸收。消化系统由消化管和消化腺两部分组成，负责食物的摄取和消化，使我们获得糖类、脂肪、蛋白质、维生素等营养。

神经系统是机体内起主导作用的系统。内外环境的各种信息，由感受器接收后，通过周围神经传递到脑和脊髓的各级中枢进行整合，再经周围神经控制和调节机体各系统器官的活动，以维持机体与内外界环境的相对平衡。神经系统是由神经细胞（神经元）和神经胶质所组成。神经系统分为中枢神经系统和周围神经系统两大部分。

呼吸系统包括呼吸道（鼻腔、咽、喉、气管、支气管）和肺。动物体在新陈代谢过程中要不断消耗氧气，产生二氧化碳。机体与外界环境进行气体交换的过程称为呼吸。气体交换地有两处，一是外界与呼吸器官如肺、腮的气体交换，形成肺呼吸或腮呼吸（或外呼吸）。二是由血液和组织液与机体组织、细胞之间进行气体交换（内呼吸）。在高等动物和人体呼吸过程由三个相互衔接并且同时进行的环节来完成：外呼吸或肺呼吸，包括肺通气（外界空气与肺之间的气体交换过程）和肺换气（肺泡与肺毛细血管之间的气体交换过程）；气体在血液中的运输；内呼吸或组织呼吸，即组织换气（血液与组织、细胞之间的气体交换过程），有时也将细胞内的氧化过程包括在内。可见呼吸过程不仅依靠呼吸系统来完成，还需要血液循环系统的配合，这种协调配合以及它们与机体代谢水平的相适应，又都受神经和体液因素的调节。

循环系统是生物体的体液（包括细胞内液、血浆、淋巴和组织液）及其借以循环流动的管道组成的系统。从动物形成心脏以后，循环系统分为心脏和血管两大部分，叫作心血管系统。循环系统是生物体内的运输系统，它将消化道吸收的营养物质和由鳃或肺吸进的氧输送到各组织器官并将各组织器官的代谢产物通过同样的途径输入血液，经肺、肾排出体外。

运动系统中，骨的表层致密而坚硬，叫骨密质；骨的内部呈蜂窝状，叫骨松质；骨中的空腔部分叫骨髓腔，中央充满骨髓。胎儿和幼儿的骨髓都是红骨髓，为造血器官。随着年龄的增长，长骨骨髓腔内的红骨髓逐渐被脂肪组织代替，变成黄骨髓。

内分泌系统中内分泌腺是人体内一些无输出导管的腺体。它的分泌物称激素，对整个机体的生长、发育、代谢和生殖起着调节作用。人体主要的内分泌腺有甲状腺、甲状旁腺、肾上腺、垂体、松果体、胰岛、胸腺和性腺等。

泌尿系统由肾、输尿管、膀胱及尿道组成，其主要功能为排泄。排泄是指机体代谢过程中所产生的各种不为机体所利用或者有害的物质向体外输送的生理过程。被排出的物质一部分是营养物质的代谢产物，另一部分是衰老的细胞破坏时所形成的产物。此外，排泄物中还包括一些随食物摄入的多余物质，如多余的水和无机盐类。

生殖系统是生物体内和生殖密切相关的器官成分的总称。生殖系统的功能是产生生殖细胞，繁殖新个体，分泌性激素和维持副性征。人体生殖系统有男性和女性两类。按生殖器所在部位，又分为内生殖器和外生殖器两部分。

二、消化道

消化系统（Digestive System）由消化道和消化腺两大部分组成。如图 2-2 所示。

消化道（见图 2-3）包括口腔、咽、食道、胃、小肠（十二指肠、空肠、回肠）和大肠（盲肠、阑尾、结肠、直肠、肛管）等部分组成。临床上常把口腔到十二指肠的这一段称为上消化道，空肠以下的部分称为下消化道。

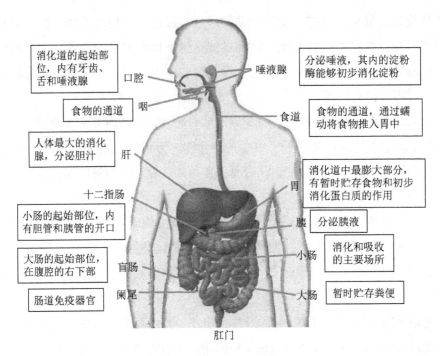

消化道的起始部位，内有牙齿、舌和唾液腺

分泌唾液，其内的淀粉酶能够初步消化淀粉

食物的通道

食物的通道，通过蠕动将食物推入胃中

人体最大的消化腺，分泌胆汁

消化道中最膨大部分，有暂时贮存食物和初步消化蛋白质的作用

小肠的起始部位，内有胆管和胰管的开口

分泌胰液

大肠的起始部位，在腹腔的右下部

消化和吸收的主要场所

肠道免疫器官

暂时贮存粪便

口腔　咽　唾液腺　食道　肝　胃　十二指肠　腺　小肠　盲肠　大肠　阑尾　肛门

图 2-2　人体消化系统组成

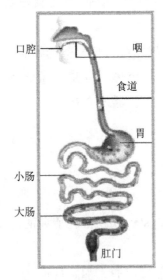

口腔　咽　食道　胃　小肠　大肠　肛门

图 2-3　人体消化道组成

　　口腔是消化道和呼吸系统的入口，其内覆盖有黏膜层，位于两颊、舌下和颌下的唾液腺的腺管都开口于此。舌位于口腔底部，其功能是感觉食物的味道和搅拌食物。口腔后下是咽部。食物味道是由舌表面的味蕾感知的，味觉相对较简单，仅能区别甜、酸、咸和苦味，而嗅觉要复杂得多，可以区别各种微小差异的气味。食物经前方的牙齿（切牙）切断和后面的牙齿（磨牙）嚼碎成为易于消化的小颗粒。唾液腺分泌的唾液带有消化酶，覆盖于这些颗粒表面，并开始消化。在未进食时，唾液的流动可洗掉那些能引起牙齿腐蚀和其他疾病的细菌。唾液还含有一些抗体和酶，如溶菌酶，可分解蛋白质和直接杀灭细菌。吞咽由主动开始，并自动持续下去。吞咽时，一小片肌肉（会厌）关闭，以防止食物经气道（气管）进入肺，口腔顶的后部分（软腭）升高以防止食物进入鼻腔。

　　食管是一个内覆有黏膜层的薄壁肌肉管道，连接着咽部和胃。食物在食管的推进不是靠重力，而是靠肌肉有节律地收缩和松弛，称为蠕动。

　　胃是一个大的蚕豆形肌性空腔脏器，包括三部分：贲门、胃体和胃窦。食物通过能开闭的环状肌肉（括约肌），从食管进入胃内。此括约肌能防止胃内容物返流到食管。通过蠕动搅磨食物，使食物与胃液充分混合。胃是储存食物的器官，可有节律地收缩，并使食物与酶混合。胃表面的细胞分泌三种重要物质：黏液、盐酸和胃蛋白酶（一种能分解蛋白质的酶）前体。黏液覆盖于胃的表面，保护其免受盐酸和酶的损伤。任何原因造成此黏液层破坏，如幽门螺杆菌感染或阿司匹林都能导致损伤，发生胃溃疡。

　　胃运送食物到第一段小肠即十二指肠。经幽门括约肌进入十二指肠的食物量受小肠消化能力的调节。若食物已充满，则十二指肠会发出信号使胃停止排空。十二指肠接受来自胰腺的胰酶和来自肝的胆汁。这些消化液通过奥迪括约肌的开口进入十二指肠，它们在帮助食物消化和吸收中起着重要作用。肠道通过蠕动来搅拌食物，使其与肠的分泌液混合，也有助于食物消化和吸收。十二指肠最开始的 10cm 左右表面光滑，其余部分都有皱褶、小突起（绒毛）和更小的突起（微绒毛）。它们显著地增加了十二指肠表面面积，有利于营养物质的吸收。位于十二指肠以下的其余小肠分为两部分，即空肠和回肠，前者主要负责脂肪和其他营养物质的吸收。同样，肠表面的皱褶、绒毛和微绒毛所形成的巨大表面积使其吸收功能大大增强。小肠壁血供丰富，它们运载着肠道吸收的营养物质经门静脉到达肝脏。肠壁分泌的黏液能润滑肠道及其内容物，水分能帮助溶解食物片段。小肠还释放小量的酶以消化蛋白、糖和脂肪。肠内容物的稠度随其在小肠中的运行而逐渐改变。在十二指肠时，肠液被迅速泵出以稀释胃酸。当肠内容物经过下段小肠时，由于水、黏液、胆汁和胰酶的加入而变得更加稀薄。

大肠由升结肠（右侧）、横结肠、降结肠（左侧）和乙状结肠组成。阑尾是一较小的、手指状小管，突出于升结肠靠近大肠与小肠连接的部位。大肠也分泌黏液，并主要负责粪便中水分和电解质的吸收。肠内容物到达大肠时是液体状，但当它们作为粪便到达直肠时通常是固体状。生长在大肠中的许多细菌能进一步消化一些肠内容物，有助于营养物质的吸收。大肠中的细菌还能产生一些重要物质，如维生素 K。这些细菌对健康肠道的功能是必需的。一些疾病和抗生素能破坏大肠中各种细菌间的平衡，产生炎症，导致黏液和水分泌的增加，引起腹泻。

直肠是紧接乙状结肠下面的管腔，止于肛门。通常，由于粪便储存于降结肠内，故直肠腔是空的。当降结肠装满后，粪便就会排入直肠，引起便意。成人和年长儿童可忍住便意，一直到他们到达厕所。婴儿和年幼儿童则缺少这种为推迟排便所必需的肌肉控制。

肛门是消化道远端的开口，废物就由此排出体外。肛门中的部分由肠道延续而成，部分则由体表所组成，包括皮肤。肛门内面是肠黏膜的延续。肛门的环状肌肉（肛门括约肌）使肛门保持关闭。

三、消化腺

消化腺有小消化腺和大消化腺两种。小消化腺散在于消化管各部的管壁内，大消化腺有三对唾液腺（腮腺、下颌下腺、舌下腺）、肝和胰（见图2-4）。

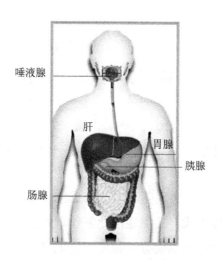

唾液腺

肝

胃腺

胰腺

肠腺

图 2-4　人体消化腺组成

胰腺有两种基本的组织成分：分泌消化酶的胰腺腺泡和分泌激素的胰岛。消化酶进入十二指肠，而激素进入血液。消化酶由胰腺腺泡产生，再经各种小管汇集到胰管，后者在奥迪括约肌处加入胆总管，故胰酶与胆汁在此处汇合，再一并流入十二指肠。胰腺分泌的酶能消化蛋白质、碳水化合物和脂肪。分解蛋白质的酶是以无活性的形式分泌出来的，只有到达肠腔时才被激活。胰腺还分泌大量的碳酸氢盐，通过中和从胃来的盐酸保护十二指肠。

肝是一个有多种功能的大器官，仅某些功能与消化有关。食物的营养成分被吸收进入小肠壁，而小肠壁有大量的微小血管（毛细血管）供血。这些毛细血管汇入小静脉、大静脉，最后经门静脉进入肝。在肝内，门静脉分为许许多多细小的血管，流入的血液即在此进行处理。肝对血液的处理有两种形式：清除从肠道吸收来的细菌和其他异物；进一步分解从肠道吸收来的营养物质，使其成为身体可利用的形式。肝高效率地进行这种身体所必需的处理过程，使富含营养物质的血液流入体循环。肝产生的胆固醇占全身胆固醇的一半，另一半来自食物。大约 80% 由肝产生的胆固醇用于制造胆汁。肝也分泌胆汁，储存于胆囊供消化时用。胆汁无法起到消化作用，但可以促进脂肪乳化，有利于脂肪的消化和吸收。胆汁流出肝脏后，经左右肝管流入二者合并而成的肝总管。肝总管与来自胆囊的胆囊管汇合成胆总管。胰管就是在胆总管进入十二指肠处汇合到胆总管的。

第二节　食物的消化、吸收与代谢

一、食物的消化

消化是人体摄入的食物在消化道内分解成能被吸收利用的小分子物质的过程。食品的消化有两种形式：化学性消化和物理性消化。化学性消化是靠消化液及其酶的作用，把食品中的大分子物质分解成可被吸收的小分子物质。消化作用的化学反应机制是水解作用。物理性消化（机械性消化）是靠消化道运动如口腔的咀嚼和消化管的蠕动，把大块食物磨碎。

1. 消化过程

食物在人体内的消化过程可分为三个阶段：口腔内消化；胃内消化；肠内消化。在这三个阶段中分别由不同的消化腺分泌的消化液消化。消化液中含有许多成分，其中消化酶是重要的成分。食物中的淀粉在口腔内由唾液初步消化为麦芽糖，在小肠中由肠液及胰液消化为葡萄糖。蛋白质在胃中由胃液初步消化为多肽，在小肠中由肠液及胰液消化为氨基酸。脂肪在小肠中由肠液及胰液消化（胆汁促进消化）为甘油和脂肪酸，小部分被毛细血管吸收，大部分由毛细淋巴管吸收。如图2-5所示。

（1）口腔消化：口腔的主要消化功能就是通过咀嚼把进入口腔内的大块食物初步磨细切碎并与唾液混合形成食团，以利于食物的吞咽。

（2）胃：胃的主要功能是贮存食物，对食团进行化学性消化和机械性消化而形成食糜，同时也能调节食糜进入十二指肠的速度，从而调节消化吸收的快慢。

（3）小肠：小肠是食物消化的主要场所。胰液是含有碳酸氢钠和各种消化酶的碱性液体。食糜先被这些碱性消化液中和，然后它所含的高分子营养素即受各种消化酶作用而分解。胆汁含有胆酸盐，能乳化脂肪，使其能更好地分散在水中，有利于它的消化和吸收。小肠腺分泌的肠液中也含有多种消化酶，能进一步对食物进行消化分解。

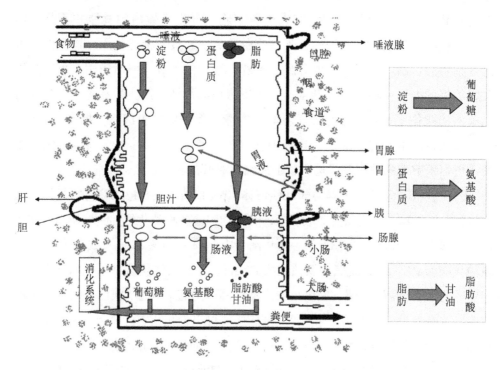

图 2-5　食物的消化过程

（4）大肠：在大肠所分泌的碱性黏稠液中，几乎不含消化酶，但是小肠液中的酶随着食糜一起进入了大肠，所以在大肠内，食物的消化作用仍在继续进行。大肠是吸收水分、食物残渣的临时贮存场所。

2.人体中主要的消化液

（1）唾液：唾液的性质与成分是无色、无味、近中性的低渗或等渗液体，其中水占约 99.5%，还有少量的有机物和无机物；有机物包括黏蛋白、球蛋白、唾液淀粉酶和溶菌酶；无机物主要有钠、钾、钙、硫氰酸盐和氯等。唾液的作用是湿润口腔和溶解食物，引起味觉，清洁、保护口腔。溶菌酶可杀灭微生物等；黏蛋白使食物黏合成团，便于吞咽；淀粉酶可简单消化淀粉。

（2）胃液，是透明、淡黄色的酸性液体，pH 值为 0.9~1.5。成分包含胃酸（盐酸）、胃蛋白酶原、黏液（糖蛋白）、内因子和水。其中，胃酸（盐酸）可以激活胃蛋白酶原转变为胃蛋白酶；维持胃内酸性环境；有利于铁和钙的吸收；

杀菌；使蛋白质变性；促进胰液、胆汁和小肠液的分泌等。胃蛋白酶是胃中主要的消化酶，它以酶原的形式存在于腺细胞，分泌入胃内的酶原并不具有活性，必须经胃酸或已有活性的胃蛋白酶激活后，才具有催化作用。胃蛋白酶可对食物中的蛋白质进行简单的分解。黏液（糖蛋白）具有润滑作用，可减少胃黏膜的机械损伤，降低 HCl 酸度，减弱胃蛋白酶活性，防止酸和胃蛋白酶对胃黏膜的消化作用。还可参与形成胃黏液屏障，保护胃黏膜细胞，抵御 H^+ 的侵蚀和胃蛋白酶的消化。最后，胃液中含有的内因子可以保护维生素 B_{12} 免受小肠内蛋白水解酶的破坏并促进回肠上皮细胞对其的吸收。

（3）胰液，无色、无嗅的弱碱性液体，pH 值为 7.8~8.4。胰液含大量水分、有机物及无机物；无机物为碳酸氢盐；有机物包含各种消化酶如胰淀粉酶、胰脂肪酶、胰蛋白酶和糜蛋白酶及弹性蛋白酶（内肽酶）、羧基肽酶 A 或 B（外肽酶）、核糖核酸酶 RNAase、脱氧核糖核酸酶 DNAase 等。碳酸氢盐可以中和进入十二指肠的胃酸；调解 pH 值，提供小肠内消化酶的适宜 pH 值。胰淀粉酶为 α－淀粉酶，水解淀粉成糊精或麦芽糖等；胰脂肪酶可以消化脂肪；胰蛋白酶、糜蛋白酶和弹性蛋白酶为内肽酶，水解蛋白质；其他酶类——水解相应的物质。

（4）胆汁，金黄色或橘棕色有苦味的浓稠液体。不含消化酶。由水分、有机物及无机物等构成，组成复杂；无机物包括钠、钾、钙、碳酸氢盐等；有机物包括胆盐、胆色素、脂肪酸、胆固醇、卵磷脂和黏蛋白等；胆盐是胆汁酸与甘氨酸或牛磺酸结合形成的钠盐或钾盐，是胆汁参与消化和吸收的主要成分；胆色素是血红蛋白的分解产物，分胆红素和胆绿素。其中，胆盐可激活胰脂肪酶；作为乳化剂，乳化脂肪；与脂肪的分解产物结合，促进脂肪的吸收；促进脂溶性维生素的吸收；胆盐可直接刺激肝细胞分泌胆汁，体现胆盐的利胆作用；是体内胆固醇排出体外的主要途径。

（5）小肠液是黏稠的弱碱性液体，pH 值约为 7.6。成分为水分、无机盐（碳酸氢盐）、消化酶（氨基肽酶、α－糊精酶、麦芽糖酶、乳糖酶、蔗糖酶、磷酸酶等）及肠激酶和黏蛋白。可以保护十二指肠黏膜免受胃酸侵蚀；稀释消化产物，降低肠内容物渗透压，有利于小肠内水分及营养物质的吸收；肠激酶激活胰蛋白酶原，从而促进蛋白质消化。

（6）大肠液分泌少量碱性液体，pH 值为 8.3~8.4，主成分为黏液蛋白，保护黏膜和润滑粪便。细菌所含的酶能使食物残渣与植物纤维素分解。对糖类和脂肪进行发酵式分解，蛋白质进行腐败式分解。大肠内细菌还能合成少量 VK 和某些 VB 族（叶酸、生物素），其中一部分可被人体吸收，对机体的营养和凝血有一定生理意义。虽然基本无消化作用，但是可以润滑粪便，保护肠黏膜免受机械损伤。

二、食物的吸收

食物经消化后，所形成的小分子物质通过消化道黏膜进入血液或淋巴，被机体细胞所利用的过程，称为吸收。除了水、无机盐、维生素、单糖、氨基酸和某些脂质以外，其他高分子营养素（多糖、蛋白质、肽和一部分脂质）在被吸收利用以前，都必须先在消化液（唾液、胃液、胰液和肠液）中各种酶的催化下水解。

（1）吸收的部位：营养物质的吸收主要在小肠（十二指肠和空肠）里进行，小肠黏膜细胞的正常代谢功能是维持正常的吸收机制的必要条件（见图2-6所示）。人的小肠长约 4 米，是消化道最长的一段，肠黏膜具有环状皱褶

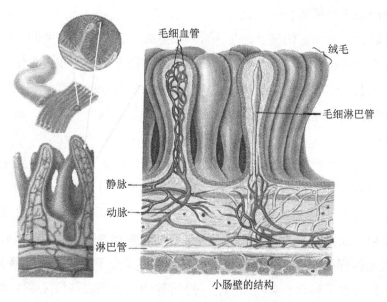

毛细血管
绒毛
毛细淋巴管
静脉
动脉
淋巴管
小肠壁的结构

图2-6 小肠的结构有利于吸收过程

并拥有大量绒毛及微绒毛。绒毛为小肠黏膜的微小突出结构，长度为 0.5~1.5 毫米，密度约 10~40 个／ mm^2，绒毛上再分布微绒毛，其中分布有微血管、乳糜管（淋巴管）和神经。由于皱褶、大量绒毛与微绒毛的存在，构成了巨大的吸收面积（总吸收面积达 200~400m²），加上食物在小肠内停留时间较长，约 3~8 小时，这些都是对小肠吸收的有利条件。

食物在口腔和食管内几乎不被吸收；胃内只吸收酒精和少量水分；小肠为主要的吸收部位，大部分是在十二指肠和空肠吸收；回肠主要是吸收功能的储备，只吸收胆盐和 VB_{12}；大肠吸收少量水分和无机盐。

（2）吸收的方式：被动转运、主动转运。被动转运取决于膜内外被吸收物质的浓度差、物质分子的大小与电荷状态等因素，这是一种简单的物理化学过程，它包括渗透、滤过、扩散、易化扩散等作用。被动扩散指物质从浓度高的一侧向低的一侧透过。易化扩散指非脂溶性物质或亲水物质如 K^+、Na^+、葡萄糖和氨基酸等，不能通过细胞膜的双层脂类，需在细胞膜蛋白质的帮助下，由膜的高浓度向低浓度一侧扩散或转运的过程。滤过作用指的是胃肠黏膜的上皮细胞可以看作是滤过器，如果胃肠腔内的压力超过毛细血管时，水分和其他物质就可以滤入血液。渗透指渗透压较高的一侧将从另一侧吸引一部分水过来，以求达到渗透压的平衡。

主动转运：在许多情况下，某种营养成分必须逆着浓度梯度的方向穿过细胞膜，这个过程称主动转运。营养物质的转运需要有细胞上脂蛋白作为载体协助。主动吸收作用有高度的选择性，所以各种物质吸收的速度便不相同，以几种己糖为例，吸收速度依次为：半乳糖＞葡萄糖＞果糖＞甘露糖，而戊糖又慢于己糖。

（3）物质的吸收途径包括通过微血管经过肝门静脉系统入肝，再运向身体各部；通过乳糜管吸收，物质由淋巴系统经过胸导管再进入血液。糖、蛋白质（以氨基酸的形式）、水、无机盐，水溶性维生素等约有 90% 以上是通过微血管被吸收的，而脂肪及脂溶性物质则主要通过乳糜管被吸收。影响吸收的因素有被吸收物的理化性质（如分子量大小、溶解度、分子形状和浓度等）、小肠的生理机能状态（蠕动、吸收面积、一些特殊的生理和病理状况等）和食物在消化管中的停留时间。

三、食物的代谢

食物主要通过肾、肺、皮肤、肠道和肝代谢。其中，肾以尿的形式排出多种代谢终产物，如尿素、尿酸、肌酐、马尿酸、水以及进入体内的药物等。肺借助呼气排出 CO_2 和少量水、挥发性物质。皮肤依靠汗腺分泌，排出一部分水和尿素与盐类。肠和肝把胆色素和矿物质排入肠腔，随粪便排出体外。经过了食物的代谢过程，整个消化过程也就结束了。

第三章　营养学概述

第一节　基本概念

食物是人类赖以生存的条件和物质基础，它不仅提供生命活动必需的各种营养物质，而且这些营养物质的数量与质量调节着人类的健康状况，也就是说当其摄入过量或缺乏时都会导致人体亚临床或临床疾病的发生。

（1）营养（Nutrition）：机体摄取、消化、吸收和利用营养素的整个过程。

（2）合理营养（Balanced Nutrition）：通过合理的膳食和科学的烹调加工，向机体提供足够的能量和营养素，以满足人体的正常生理需要，维持人体的健康和营养。

（3）营养素（Nutrients）：机体为了维持生命和健康，保证生长发育、体力活动的需要，必须从食物中获取必需的营养物质，这种营养物质称为营养素。

营养素的功能为：参与机体组织、细胞的构成；提供热量；维持和调节生理功能。

人体的生长发育和维持正常的生理功能必须从食物摄取营养素，主要包括蛋白质、脂肪、碳水化合物、维生素和矿物质，前三类营养素可以提供能量，又称能量营养素。近年来，水和膳食纤维常被称为第六大营养素和第七大营养素。根据人体对营养素需求量的多少，可以分为宏量营养素和微量营养素。

宏量营养素：人体对宏量营养素需要量较大，包括碳水化合物、脂类和蛋白质。这三种素质经过体内氧化可以释放能量，又称为产能营养素。碳水化合物是机体的重要能量来源，成年人所需能量的55%~65%应由食物中的碳水化合物提供。脂肪作为能量物质在体内氧化时释放的能量较多，可在机体大量储存。一般情况下，人体主要利用碳水化合物和脂类氧化供能，在机体所需能源物质供能不足时，可将蛋白质氧化供能。

微量营养素：相对宏量营养素来说，人体对微量营养素需要量较少。微量营养素包括矿物质和维生素。矿物质在体内含量不同，可以分为常量元素和微量元素。维生素可分为脂溶性维生素和水溶性维生素。

第二节　人群的营养需要

营养素（生理）需要量（Nutritional Requirement）是维持机体良好健康状态和正常生理功能所需营养素的数量。需要量有两种标准，最低需要量指维持生理平衡，不发生缺乏病的量；适宜需要量指维持健康，促进生长，保证最高劳动能力的营养标准。

膳食营养素参考摄入量（Dietary Reference Intakes，DRIs）是在推荐的每日膳食营养摄入量（Recommended Dietary Allowance，RDA）基础上发展起来的一组每日平均膳食营养素摄入量的参考值。RDA 是以预防营养缺乏病为目标而提出的人体一日膳食中需要的能量和营养素的种类和数量。然而，随着经济发展和膳食模式改变，营养相关性慢性病患病率呈逐年上升趋势，成为威胁人类健康的主要问题之一，营养素和膳食成分影响着一些慢性病的发生发展，这对营养素的摄入标准提出了新的要求，与传统的 RDA 相比，DRI 不仅考虑到防止营养不足的需要，同时考虑到降低慢性疾病风险的需要。2000 年 10 月中国营养学会颁布了符合我国国情的 DRIs。DRIs 内容包括四个营养水平指标（如图 3-1 所示）：

（1）平均需要量（Estimated Average Requirement，EAR）是根据个体需要量的研究资料制订的。根据某些指标判断可以满足某一特定性别、年龄及生理状况群体中 50% 个体需要量的摄入水平。这一摄入水平不能满足群体中另外 50% 个体对该营养素的需要。EAR 是制定 RNI（推荐摄入量）的基础。

（2）推荐摄入量（Recommended Nutrition Intake，RNI）相当于传统使用的每日膳食营养素供给量（RDA）。可以满足某一特定性别、年龄及生理状况群体中绝大多数（97%~98%）个体需要量的摄入水平，主要用途是作为个体每日摄入该营养素的目标值。

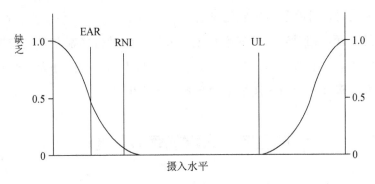

图 3-1　四个营养水平指标

RNI 是以 EAR 为基础制订的。

RNI = EAR+2SD（已知 EAR 的标准差）

RNI = 1.2×EAR（不能计算标准差，设 EAR 的变异系数为 10%）

（3）适宜摄入量（Adequate Intake，AI），在个体需要量的研究资料不足以计算 EAR，因而不能求得 RNI 时，可观察或实验设定健康人群某种营养素适宜摄入量（AI）来代替 RNI。AI 的主要用途是作为个体营养素摄入量的目标。AI 是通过观察或实验获得的健康人群某种营养素的摄入量。如纯母乳喂养的足月产健康婴儿，从出生到 4~6 个月，其营养素全部来自母乳。母乳所提供的各种营养素数量就是婴儿的 AI 值。AI 是作为个体营养素摄入量的目标，准确性远不如 RNI，可能显著高于 RNI。因此使用 AI 时要比使用 RNI 更加小心。

（4）可耐受最高摄入量（Tolerable Upper Intake Level，UL），对某一阶段、性别人群中几乎所有个体的健康都无任何副作用和危险的每日最高营养素摄入水平，是平均每日摄入营养素的最高限量。UL 指的是这一摄入水平在生物学上一般是可以耐受的，对一般人群中的几乎所有个体都可能不至于损害健康，但并不表示达到这一水平时对人体可能是有益的。UL 不作为一个建议的摄入水平。制定 UL 的目的是为了限制膳食补充剂和强化食品中某一营养素的总摄入量，以防止该营养素引起的不良作用。

第四章 蛋白质

蛋白质（Protein）是机体细胞、组织和器官的重要组成结构，是功能因子和调控因子的重要组成成分，是一切生命的物质基础；而一切生命的表现形式，本质都是蛋白质功能的体现，没有蛋门质就没有生命。一个 70kg 健康成年男性体内大约含有 12kg 蛋白质。人体内的蛋白质始终处于不断水解和不断合成的动态平衡之中，从而达到组织蛋白质更新和修复的目的。一般来说，成人体内每天约有 3% 的蛋白质被更新，肠道和骨髓内的蛋白质更新速度较快。

第一节 氨基酸

氨基酸为组成蛋白质的基本单位。蛋白质是由氨基酸组成的高分子化合物，含有碳、氢、氧、氮、硫、磷等元素。由于碳水化合物和脂类中不含氮或者含氮量极低，所以，蛋白质是机体氮的最主要来源。

蛋白质分子是生物大分子，分子量约从 5000 到数百万道尔顿。其基本构成单位是氨基酸，各氨基酸按一定的排列顺序由肽键（酰胺键）连接。由于其排列顺序的不同，链的长短不一，以及其空间结构的异同，就构成了无数种功能各异的蛋白质。

一、氨基酸及其分类

蛋白质被水解后的次级结构称为肽（Peptide）。肽是由氨基酸之间以肽键相连而成，肽键是指一个氨基酸的羧基与另一个氨基酸的氨基脱水缩合形成的键。含 10 个以上氨基酸残基的肽称为多肽（Polypeptide），含 10 个以下氨基酸残基的肽称为寡肽（Oligopeptide），含 3 个或 2 个氨基酸残基的肽分别称为三肽（Tripeptide）和二肽（Dipeptide）。

蛋白质含氮量平均为 16%，即 $W_N=16\% \times W_{蛋白质}$。因此，每克氮相当于 6.25 克蛋白质，即折算系数为 6.25。

由样品中的含氮量计算其中蛋白质含量的公式为：

样品中蛋白质的百分含量（g%）= 每克样品中含氮量（g）× 6.25 × 100%

值得注意的是，不同蛋白质折算系数不同，上述公式仅为平均值。

构成人体蛋白质的氨基酸有 20 种（见表 4-1）。20 种氨基酸分为必需氨基酸 9 种，是体内不能合成或合成速度慢，必须由食物供给的氨基酸；非必需氨基酸 9 种，是能在体内合成的氨基酸；还有条件必需氨基酸 2 种，这 2 种由其他氨基酸转变而成，是膳食直接提供时可使需要量减少的氨基酸。

表 4-1　构成人体蛋白质的氨基酸

氨基酸	英文	氨基酸	英文
必需氨基酸		天门冬氨酸	Aspartic acid（Asp）
异亮氨酸	Isoleucine（Ile）	天门冬酰胺	Asparagine（Asn）
亮氨酸	Leucine（Leu）	谷氨酸	Glutamic acid（Glu）
赖氨酸	Lysine（Lys）	谷氨酰胺	Glutamine（Gln）
蛋氨酸	Methionine（Met）	甘氨酸	Glycine（Gly）
苯丙氨酸	Phenylalanine（Phe）	脯氨酸	Proline（Pro）
苏氨酸	Threonine（Thr）	丝氨酸	Serine（Ser）
色氨酸	Tryptophan（Trp）	**条件必需氨基酸**	
缬氨酸	Valine（Val）		
组氨酸*	Histidine（His）	半胱氨酸	Cysteine（Cys）
非必需氨基酸		酪氨酸	Tyrosine（Tyr）
丙氨酸	Alanine（Ala）		
精氨酸	Arginine（Arg）		

注：* 组氨酸为婴儿必需氨基酸，成人需要量可能较少。

1. 必需氨基酸

必需氨基酸包括亮氨酸、异亮氨酸、赖氨酸、蛋氨酸、苯丙氨酸、苏氨酸、色氨酸、缬氨酸、组氨酸共 9 种。组氨酸为婴儿必需氨基酸。

必需氨基酸在人体内可以发挥下列功能：合成组织蛋白质；转变为酶、激素、抗体、肌酸等含氮物质，转变为碳水化合物和脂肪；氧化成二氧化碳、水和尿素，释放能量。因此，必需氨基酸在人体中的存在，对于促进生长、进行正常代谢和维持生命起到重要的作用。

2. 条件必需氨基酸

半胱氨酸、酪氨酸在体内可替代或节省部分蛋氨酸、苯丙氨酸，故称为条件必需氨基酸。如果膳食中能直接提供半胱氨酸、酪氨酸，则蛋氨酸和苯丙氨酸的需要可分别减少30%和50%。所以半胱氨酸、酪氨酸这类可以减少人体对必需氨基酸需要量的氨基酸，称为条件必需氨基酸。

3. 非必需氨基酸

非必需氨基酸是指人类可以自身合成，不一定需要从食物中直接供给的氨基酸。

二、氨基酸模式和限制氨基酸

氨基酸模式是某种蛋白质中各种必需氨基酸的构成比例。即根据蛋白质中必需氨基酸含量，以含量最少的色氨酸为1，计算出的其他氨基酸的相应比值。表4-2展示了几种常见食物的氨基酸模式。

表 4-2　几种食物和人体蛋白质氨基酸模式

氨基酸	人体	全鸡蛋	牛奶	牛肉	大豆	面粉	大米
异亮氨酸	4.4	3.2	3.4	4.4	4.3	3.8	4.0
亮氨酸	7.0	5.1	6.8	6.8	5.7	6.4	6.3
赖氨酸	5.5	4.1	5.6	7.2	4.9	1.8	2.3
蛋氨酸＋半胱氨酸	3.5	3.4	2.4	3.2	1.2	2.8	2.3
苯丙氨酸＋酪氨酸	6.0	5.5	7.3	6.2	3.2	7.2	3.8
苏氨酸	4.5	2.8	3.1	3.6	2.8	2.5	2.9
缬氨酸	5.0	3.9	4.6	4.6	3.2	3.6	4.8
色氨酸	1.0	1.0	1.0	1.0	1.0	1.0	1.0

当食物蛋白质的氨基酸模式越接近人体蛋白质的氨基酸模式时，必需氨基酸被机体利用的程度也越高，则食物蛋白质的营养价值越高。这样的蛋白质有鸡蛋、奶、肉、鱼等动物性蛋白质和大豆蛋白质，被称为优质蛋白质。其中

氨基酸模式与人体蛋白质氨基酸模式最接近的某种蛋白质常被作为参考蛋白质（Reference Protein），通常为鸡蛋蛋白质。

蛋白质的营养价值取决于氨基酸的种类和数量。完全蛋白是氨基酸种类齐全、数量充足且比例适当，可以维持成人健康和儿童发育的蛋白质。有些食物蛋白质中虽然含有种类齐全的必需氨基酸，但氨基酸模式与人体蛋白质氨基酸模式差异较大，其中一种或几种必需氨基酸模式相对含量较低，导致其他的必需氨基酸在体内不能被充分利用而浪费，造成蛋白质营养价值降低，虽可以维持生命，但不能促进生长发育，这类蛋白质被称为半完全蛋白质。大多数植物蛋白质都是半完全蛋白质。而这些含量相对较低的必需氨基酸称为限制氨基酸。第一限制氨基酸是缺乏最多的一种氨基酸。植物性蛋白往往缺少下列必需氨基酸：赖氨酸、蛋氨酸、苏氨酸和色氨酸，所以其营养价值相对较低，如大米和面粉蛋白质中赖氨酸含量相对较少。

为了提高植物蛋白质的营养价值，往往将两种或两种以上的食物混合食用，从而达到以多补少，提高膳食营养价值的目的，称为蛋白质的互补作用。不同食物来源的蛋白质其营养价值不同，取决于该蛋白质中必需氨基酸的含量与比值，可将两种或两种以上食物蛋白质混合食用，使其中所含有的必需氨基酸取长补短，相互补充，达到较好的比例，从而提高蛋白质的利用率。例如，谷类食物的蛋白质含赖氨酸较少，但其蛋氨酸和胱氨酸含量高；而大豆蛋白质正好相反，赖氨酸含量高，而蛋氨酸和胱氨酸含量低。谷类和大豆配合食用，则两者的缺陷都可得到弥补。玉米面加大豆粉做成的窝窝头、五谷杂粮煮成的腊八粥、米粉加奶粉和蛋黄粉做成的"代乳粉"等都是利用蛋白质互补作用原理以改善蛋白质营养价值的例子。

食物混合食用需要遵循三个原则：第一，食物的生物学种属越远越好，如动物性和植物性食物之间的混合比单纯植物性食物之间的混合要好。第二，搭配的种类越多越好，以充分发挥各种食物在营养上的互补作用，使其营养全面平衡。第三，同时食用最好，次数越多越好。

第二节　蛋白质的功能

一、构成身体组织

蛋白质是构成机体组织、器官的重要成分，人体各组织、器官无一不含蛋白质。成年人体内蛋白质含量约为16.3%。细胞中除水分外，蛋白质约占细胞内物质的80%。人体内各种组织细胞的蛋白质始终在不断更新，寿命不一。身体受伤后需要蛋白质作为修复材料。

二、调节生理

机体内许多重要生理活性物质本质上就是蛋白质，如参与氧运输的血红蛋白，具有催化作用的酶蛋白，维持机体体液免疫功能的免疫球蛋白等。蛋白质在体内是构成多种具有重要生理活性物质的成分，参与调节生理功能。蛋白质或蛋白质衍生物构成某些激素。激素是机体内分泌细胞制造的一类化学物质。这些物质随血液循环流遍全身，调节机体的正常活动，对机体的繁殖、生长、发育和适应内外环境的变化具有重要作用。这些激素中有许多就是蛋白质或蛋白质衍生物。如胰岛素、甲状腺激素等。胰岛素就是由51个氨基酸分子组成的分子量较小的蛋白质。

三、供给能量

蛋白质是人体能量来源之一，此种功能可由碳水化合物、脂肪代替。尽管蛋白质在体内的主要功能并非供给能量，但它也是一种能源物质。特别在碳水化合物和脂肪供给量不足时，每克蛋白质在体内氧化供能约4kcal。它与碳水化合物和脂肪所供给的能量一样，都可用于促进机体的生物合成，维持体温和生理活动。因此，蛋白质的供能作用可以由碳水化合物或脂类代替，即供能是蛋白质的次要作用。碳水化合物和脂肪具有节约蛋白质的作用。人体每天消耗的能量约有 14% 来自蛋白质。

下面简述安徽阜阳奶粉事件始末。阜阳是中国内地六大民工输出地之一，不少父母在孩子出生后不久就外出打工，而将孩子托付给家中长辈抚养，因此奶粉喂养孩子在阜阳农村非常普遍。假劣奶粉流入阜阳农村更有市场，也是劣质奶粉灾难性事件爆发的重要原因。2004 年 5 月，安徽省阜阳市对当地 2003 年 3 月 1 日以后出生、以奶粉喂养为主的婴儿进行的营养状况普查和免费体检显示，因食用劣质奶粉造成营养不良的婴儿 229 人，其中轻中度营养不良的 189 人。经国务院调查组核实，阜阳市因食用劣质奶粉造成营养不良而死亡的婴儿共计 12 人。国务院调查组通过卫生学调查证实，不法分子用淀粉、蔗糖等价格低廉的食品原料全部或部分替代乳粉，再用奶香精等添加剂进行调香调味，制造出劣质奶粉，婴儿生长发育所必需的蛋白质、脂肪以及维生素和矿物质含量远低于国家相关标准。

劣质奶粉危害对象为以哺食奶粉为主的新生婴幼儿，主要危害是由于蛋白质摄入不足，导致营养不足，症状表现为"头大、嘴小、浮肿、低烧"，由于以没有营养的劣质奶粉作为主食，出现造血功能障碍、内脏功能衰竭、免疫力低下等情况，还有的表现为脸肿大、腿很细、屁股红肿、皮肤溃烂和其他的幼儿严重发育不良特征。由于症状最明显的特征表现为婴儿"头大"，因此又称为"大头娃娃"。

第三节　蛋白质的消化、吸收和代谢

一、蛋白质的消化和吸收

食物蛋白质消化从胃开始，主要在小肠。胃内消化蛋白质的酶是胃蛋白酶，最适宜作用的 pH 值为 1.5~2.5；消化产物及未被消化的蛋白质在小肠内经胰液及小肠黏膜细胞分泌的多种蛋白酶及肽酶的共同作用，进一步水解为氨基酸。

蛋白质经过小肠腔内的消化，被水解为可被吸收的氨基酸和 2~3 个氨基酸的小肽。

二、蛋白质的代谢

蛋白质不断在体内分解成含氮废物，并随尿排出体外。蛋白质分解的同时也不断在体内合成，以补偿分解，在健康成人体内维持动态平衡。进入细胞的氨基酸主要用来合成人体蛋白质，大约 30% 用来合成肌肉蛋白，50% 用于体液、器官蛋白质合成，20% 用于合成白蛋白、血红蛋白等其他机体蛋白质。未被利用的氨基酸则经过代谢变成尿素、尿酸等，由尿和其他途径排出体外（见图 4-1）。

氮平衡是指氮的摄入量与排出量的关系。氮平衡关系式如下：

B=I-（U+F+S）

式中，B—氮平衡；I—摄入氮；U—尿氮；F—粪氮；S—皮肤氮。

正常情况下，身体处于氮平衡状态。儿童、孕妇等一般处于正氮平衡状态，年老、疾病的状态下处于负氮平衡状态。

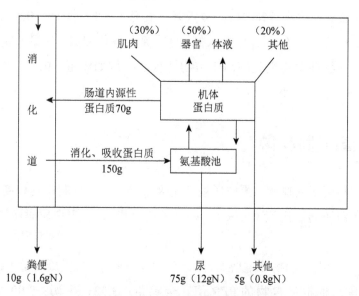

图 4-1 蛋白质代谢及氮平衡（摄入 90g）

第四节　蛋白质的营养学评价

一、蛋白质的含量

食物蛋白质含量通常通过凯氏定氮法测定氮含量，然后根据蛋白质的来源和性质乘以相应的折算系数。

一般来说，食物由氮计算的蛋白质换算系数是 6.25。下面是几种常见食物的蛋白质换算系数。

动物性食物（鸡蛋、肉类）：6.25；全小麦粉：5.83；大米：5.95；大豆：5.71；乳制品：5.38；坚果：5.46。

二、蛋白质消化率

蛋白质消化率是在消化道内被吸收的蛋白质占摄入蛋白质的百分数。

蛋白质表观消化率（%）={（摄入氮 – 粪氮）/ 摄入氮 }×100%

蛋白质真消化率（%）={[摄入氮 –（粪氮 – 粪代谢氮）]/ 摄入氮 } ×100%

其中，动物性食物消化率高于植物性食物，例如鸡蛋：97%；牛奶：95%；玉米：85%；大米：88%。

三、蛋白质利用率

蛋白质利用率反映食物蛋白质被消化吸收后在体内被利用的程度。

（1）蛋白质功效比值（PER）：动物平均每摄入 1g 蛋白质时所增加的体重克数。

PER= 实验期内动物体重增加量（g）/ 实验期内蛋白质摄入量（g）

下面是几种常见食物的 PER 值。全鸡蛋：3.92；牛奶：3.09；鱼：4.55；牛肉：2.30；大豆：2.32；精制面粉：0.6；大米：2.16。

（2）生物价（BV）：蛋白质消化吸收后被机体利用的程度。

生物价越高表示蛋白质的机体利用率越高，蛋白质的营养价值越高。最高值为100。

BV=（储留氮/吸收氮）×100%

储留氮=吸收氮-（尿氮-尿内源氮）

吸收氮=摄入氮-（粪氮-粪代谢氮）

（3）蛋白质净利用率%（NPU）：是将蛋白质生物学价值与消化率结合起来评定蛋白质营养价值的方法。

NPU=生物价×消化率=（氮储留量/氮吸收量）×（氮吸收量/食物氮）=氮储留量/食物氮

（4）氨基酸评分法（AAS）：将被测食物蛋白质的必需氨基酸组成与推荐的理想蛋白质或参考蛋白质氨基酸模式进行比较，并计算氨基酸分（见表4-3）。

AAS={被测食物蛋白质每克氮或蛋白质氨基酸含量（mg）/参考蛋白质每克氮或蛋白质氨基酸含量（mg）}×100

表4-3　几种食物和不同人群需要的氨基酸评分模式

	人群（mg/g蛋白质）				食物（mg/g蛋白质）		
	1岁以下	2~5岁	10~12岁	成人	鸡蛋	牛奶	牛肉
组氨酸	26	19	19	16	22	27	34
异亮氨酸	46	28	28	13	54	47	48
亮氨酸	93	66	44	19	86	95	81
赖氨酸	66	58	44	16	70	78	89
蛋氨酸+半胱氨酸	42	25	22	17	57	33	40
苯丙氨酸+酪氨酸	72	63	22	19	93	102	80
苏氨酸	43	34	28	9	47	44	46
缬氨酸	55	35	25	13	66	64	50
色氨酸	17	11	9	5	17	14	12
总计	460	339	241	127	512	504	479

（5）经消化率修正的氨基酸评分（PDCAAS）：将食物蛋白质消化率纳入到评分中。PDCAAS=氨基酸评分（AAS）×真消化率（TD）

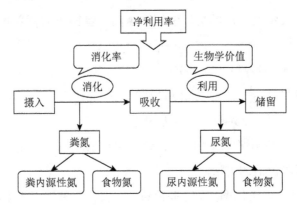

图 4-2　蛋白质消化、吸收和利用过程中的营养价值评价

第五节　蛋白质营养不良和营养状况评价

1.蛋白质营养不良

蛋白质营养不良通常与能量缺乏同时发生，称为蛋白质 - 能量营养不良，多数是因贫穷饥饿引起的，主要分布在非洲、南美洲及亚洲地区。

（1）水肿型营养不良（夸希奥科病）

5 岁以下儿童多见。主要表现为腹部、腿部水肿，虚弱、表情淡漠、生长迟滞、头发变色易脱落、易感染等。此类营养不良多见于能量摄入基本满足而蛋白质严重不足。安徽阜阳假奶粉事件受害的儿童就属于此类营养不良。

（2）消瘦病

婴幼儿多见。主要表现为消瘦乏力、肌肉萎缩、皮下脂肪消失、头发稀疏脱落、表情淡漠、摄食过少。此类营养不良既缺乏蛋白质也缺乏能量。

2.蛋白质摄入过多

蛋内质摄入过多同样对机体有害，因为大量蛋白质进入体内后代谢产生含氮的代谢产物，增加了肾的负担；蛋白质摄入过多还将增加尿钙的排出，此外，蛋白质摄入过多往往伴有动物性食物摄入的增加，造成动物脂肪和胆固醇摄入过多。

3.预防措施

合理膳食：膳食提供充足的能量和蛋白质，应注意充分发挥食物蛋白质的互补作用，全面改善营养。

婴儿要母乳喂养，断奶时间不要过早；断奶食品要蛋白质丰富，控制儿童的腹泻和感染；进行有计划的营养调查和监测。

第六节　蛋白质参考摄入量和食物来源

蛋白质按食物来源分为植物性蛋白质与动物性蛋白质两大类。植物性蛋白质除了豆类蛋白质以外营养价值均较低，而豆类蛋白质与动物性蛋白质营养价值均较高，因此又称为优质蛋白质。日常生活中，蛋类、奶类以及各种瘦肉类所含蛋白质是食物蛋白质的良好来源。蛋白质摄入不足将引起蛋白质能量营养不良，处于生长发育阶段的儿童尤其敏感。

蛋白质推荐摄入量。按重量：成人 1.16g/（kg·日）；按能量：成人占总能量摄入量的 10%~12%；儿童青少年为 12%~14%。

蛋白质的主要食物来源：谷类（10%）、豆类（大豆蛋白 36%~40%）、蛋类（11%~14%）、牛奶（3%~3.5%），肉类（15%~22%）。动物蛋白和大豆蛋白占总能量的 30%~50%。

第五章 脂 类

第一节 脂类的组成和分类

一、脂类的组成

脂类（见图 5-1），是一类一般不溶于水而溶于脂溶性溶剂的化合物。脂类包括脂肪和类脂。脂类是机体内的一类有机小分子物质，它包括范围很广，其化学结构有很大差异，生理功能各不相同，共同物理性质是不溶于水而溶于有机溶剂，在水中可相互聚集形成内部疏水的聚集体。

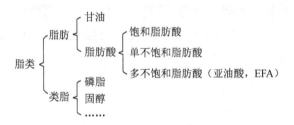

图 5-1 脂类的组成

脂类包括多种多样的分子，其特点是主要由碳和氢两种元素以非极性的共价键组成。由于这些分子是非极性的，所以和水不能相溶，因此是疏水的。严格地说，脂质不是大分子，因为它们的相对分子质量不如糖类、蛋白质和核酸那么大，而且它们也不是聚合物。

二、脂肪和脂肪酸的分类

脂肪，即甘油三酯或脂酰甘油，一般将常温下呈液态的油脂称为油，而将其呈固态时称为脂肪。脂肪是由甘油和脂肪酸脱水合成而形成的。脂肪酸羧基中的 -OH 与甘油羟基中的 -H 结合而失去一分子水，于是甘油与脂肪酸之间形成酯键，变成了脂肪分子。中性脂肪，由一分子甘油和三分子脂肪酸组成，即三酰甘油或甘油三酯，约占脂类的 95%。大部分分布在皮下、大网膜、肠系膜及肾周围等脂肪组织中。含量受营养状况和体力活动等因素的影响而变动。

脂肪酸是构成甘油三酯的基本单位。按脂肪酸碳链长度分类，分为长链脂肪酸（含 14 碳以上）、中链脂肪酸（含 8~12 碳）、短链脂肪酸（含 2~6 碳）。

按脂肪酸饱和程度分类，分为饱和脂肪酸，其碳链中不含双键；单不饱和脂肪酸，其碳链中只含一个不饱和双键；多不饱和脂肪酸，其碳链中含两个或多个双键。动物的脂肪中，不饱和脂肪酸很少，植物油中则比较多。膳食中饱和脂肪太多会引起动脉粥样硬化，因为脂肪和胆固醇均会在血管内壁上沉积而形成斑块，这样就会妨碍血流，产生心血管疾病。也由于此，血管壁上有沉淀物，血管变窄，使肥胖症患者容易患上高血压等疾病。

其中，三种脂肪酸的比例应该如何搭配呢？世界卫生组织建议，饱和脂肪酸：单不饱和脂肪酸：多不饱和脂肪酸＝1:1:1，大多数国家的营养权威机构也提出 1:1:1 的膳食脂肪酸建议。中国营养学会于 2000 年 10 月在新的 DRI 标准中也提出膳食脂肪酸建议，推荐中国国民成人膳食脂肪摄入量应占总能量的 20%~30%，其中饱和脂肪酸 < 10%，单不饱和脂肪酸 10%，多不饱和脂肪酸 10%。

按脂肪酸的必需程度，可以分为必需脂肪酸（Essential Fatty Acid，EFA）和非必需脂肪酸。必需脂肪酸是人体必需，体内不能合成，必须由食物供给的多不饱和脂肪酸。其中包括 ω-6 系列中的亚油酸（Linoleic Acid，C18:2），豆油、玉米油、葵花籽油、坚果等含量较高；ω-3 系列中的 a- 亚麻酸来自绿叶、亚麻仁油、豆油等植物油，但 18 碳以上 ω-3 脂肪酸的含量主要为富含脂肪的海洋生物。必须强调 ω-6 和 ω-3 脂肪酸的平衡，研究认为其比例约为 4:1，才能保障健康。但调查发现，目前中国人饮食中这一比例已高达 20∶1~30∶1，这是因为大多数中国人以富含 ω-6 脂肪酸的大豆油、花生油、玉米油为主要烹调油，又很少吃富含 ω-3 脂肪酸的深海鱼类、加拿大菜籽油、亚麻籽油等。ω-3 系列的 α-亚麻酸可以衍生为 DHA 和 EPA。DHA 为维持视紫红素功能所必需；DHA 对脑细胞的形成和生长起着重要的作用，对提高记忆力、延缓大脑衰老有着积极的意义。EPA 在人体内可代谢成前列腺环素，进而强化人体性功能。但是，儿童服用过量的 EPA，有性早熟的可能。EPA 和 DHA 的混合体，具有降低血脂作用，可减少血栓的形成。

必需脂肪酸的功能包括：①构成线粒体膜和细胞膜的重要成分；②胆固醇必须与脂肪酸结合后，才能在体内转运和代谢；③前列腺素合成的原料。它的缺乏可能影响视力和精子的合成。

按脂肪酸空间结构分类，分为顺式脂肪酸和反式脂肪酸。顺式脂肪酸，其联结到双键两端碳原子上的两个氢原子都在链的同侧；反式脂肪酸，其联结到双键两端碳原子上的两个氢原子在链的不同侧。反式脂肪酸升高血清中低密度脂蛋白胆固醇，降低高密度脂蛋白胆固醇，因此有增加心血管疾病的危险性。反式脂肪酸主要来自于植物油的氢化，比如高温烹调、食用油的反复使用等。在一些加工的食品中也会含有反式脂肪酸，尤其是甜点类。查看食物的配料表，如果看到植物奶油、氢化植物油、麦淇淋、代可可脂、起酥油等，这就表明食物里含有反式脂肪酸了。人体正常代谢反式脂肪酸的速度一般是 51 天，代谢速度非常缓慢，而且导致肥胖的能力是普通脂肪的 7 倍。所以经常吃这些东西，就容易导致肥胖。

脂肪分布十分广泛，各种植物的种子、动物的组织和器官中都存有一定数量的油脂，特别是油料作物的种子和动物皮下的脂肪组织，油脂含量丰富。人体内的脂肪约占体重的 10%~20%。人体内脂肪酸种类很多，生成甘油三酯时可有不同的排列组合方式，因此，甘油三酯具有多种存在形式。贮存能量和供给能量是脂肪最重要的生理功能。1 克脂肪在体内完全氧化时可释放出 38kJ（9.3kcal）的能量，比 1 克糖原或蛋白质所释放的能量多两倍以上。脂肪组织是体内专门用于贮存脂肪的组织，当机体需要能量时，脂肪组织细胞中贮存的脂肪可分解能量供给机体的需要。此外，高等动物和人体内的脂肪，还有减少身体热量损失，维持体温恒定，减少内部器官之间摩擦和缓冲外界压力的作用。

三、类脂

类脂包括磷脂、糖脂和类固醇及固醇三大类。磷脂是含有磷酸的脂类，包括由甘油构成的甘油磷脂与由鞘氨醇构成的鞘磷脂。在动物的脑和卵中，大豆的种子中，磷脂的含量较多。糖脂是含有糖基的脂类，是含有碳水化合物、脂肪酸和氨基乙醇的化合物，包括脑苷脂类和神经苷脂，是构成细胞膜所必需的物质。类固醇及固醇是含有环戊烷多氢菲的化合物，常见有动物组织中的胆固醇、植物组织中的谷固醇、胆酸、性激素及维生素 D 等。这些物质对于生物体维持正常的新陈代谢和生殖过程，起着重要的调节作用。另外，胆固醇还是脂肪酸盐和维生素 D_3 以及类固醇激素等的合成原料，对于调节机体脂类物质的吸收，尤其是脂溶性维生素（A、D、E、K）的吸收以及钙、磷代谢等均起着重要作用。这三大类类脂是生物膜的重要组成成分，构成疏水性的"屏障"（barrier），分隔细胞水溶性成分及将细胞划分为细胞器/核等小的区室，保证细胞内同时进行多种代谢活动而互不干扰，维持细胞正常结构与功能等。

第二节　脂类的消化吸收

正常人一般每日从食物中消化的脂类，甘油三酯占到 90% 以上，除此以外还有少量的磷脂、胆固醇及其酯和一些游离脂肪酸。食物中的脂类在成人口腔和胃中不能被消化，这是由于口腔中没有消化脂类的酶，胃中虽有少量脂肪酶，但此酶只有在中性 pH 值时才有活性，因此在正常胃液中此酶几乎没有活性（但是婴儿时期，胃酸浓度低，胃中 pH 值接近中性，脂肪尤其是乳脂可被部分消化）。脂类的消化及吸收主要在小肠中进行，首先在小肠上段，通过小肠蠕动，由胆汁中的胆汁酸盐使食物脂类乳化，使不溶于水的脂类分散成水包油的小胶体颗粒，提高溶解度，增加了酶与脂类的接触面积，有利于脂类的消化及吸收。在形成的水油界面上，分泌入小肠的胰液中包含的酶类，开始对食物中的脂类进行消化，这些酶包括胰脂肪酶、辅脂酶、胆固醇酯酶和磷脂酶 A_2。

食物中的脂肪乳化后，被胰脂肪酶催化，水解甘油三酯的 1 和 3 位上的脂肪酸，生成 2- 甘油一酯和脂肪酸。此反应需要辅脂酶协助，将脂肪酶吸附在水界面上，有利于胰脂酶发挥作用。食物中的磷脂被磷脂酶 A_2 催化，在第 2 位上水解生成溶血磷脂和脂肪酸，胰腺分泌的是磷脂酶 A_2 原，是一种无活性的酶原形成，在肠道被胰蛋白酶水解释放一个 6 肽后成为有活性的磷脂酶 A 催化上述反应。食物中的胆固醇酯被胆固醇酯酶水解，生成胆固醇及脂肪酸。食物中的脂类经上述胰液中酶类消化后，生成甘油一酯、脂肪酸、胆固醇及溶血磷脂等，这些产物极性明显增强，与胆汁乳化成混合微团。这种微团体积很小（直径 20mm），极性较强，可被肠黏膜细胞吸收。

脂类的吸收主要在十二指肠下段和盲肠。甘油及中短链脂肪酸（ ≤ 10C）无须混合微团协助，直接吸收入小肠黏膜细胞后，进而通过门静脉进入血液。长链脂肪酸及其他脂类消化产物随微团吸收入小肠黏膜细胞。长链脂肪酸在脂酰 CoA 合成酶催化下，生成脂酰 CoA，此反应消耗 ATP。脂酰 CoA 可在转酰基酶作用下，将甘油一酯、溶血磷脂和胆固醇酯化生成相应的甘油三酯、磷脂和胆固醇酯。通常，人体内具有多种转酰基酶，它们识别不同长度的脂肪酸，催化特定酯化反应。这些反应可看成脂类的改造过程，在小肠黏膜细胞中，生成的甘油三酯、磷脂、胆固醇酯及少量胆固醇，与细胞内合成的载脂蛋白构成乳糜微粒，通过淋巴最终进入血液，被其他细胞所利用。可见，食物中的脂类的吸收与糖的吸收不同，大部分脂类通过淋巴直接进入体循环，而不通过肝。因此食物中脂类主要被肝外组织利用，肝利用外源的脂类是很少的。

在脂类医学检验方面，简单介绍以下一些常见的检测指标：

1. 甘油三酯（TG），正常参考值：0.3~1.7 mmol/L。

临床意义：甘油三酯升高与冠心病的发生有着重要关系。原发性高脂血症、肥胖症、动脉硬化、阻塞性黄疸、糖尿病、极度贫血、肾病综合征、胰腺炎、甲状腺功能减退、长期饥饿及高脂饮食后均可增高。饮酒后可使甘油三酯短暂性升高。降低见于甲状腺功能亢进、肾上腺皮质功能减退、肝功能严重损伤等。

注意事项：采样前 4 周稳定体重，保持原有饮食习惯和生活习惯，采血前空腹 12~14 小时。样品采集后尽快分离血清，防止甘油三酯水解。

2. 总胆固醇（CHOL），正常参考值：2.33~5.69 mmol/L。

临床意义：胆固醇增加见于动脉粥样硬化、肾病综合征、总胆固醇阻塞及黏液性水肿。在恶性贫血、溶血性贫血以及甲状腺功能亢进时，血清胆固醇含量降低。其他如感染、营养不良等情况下胆固醇总量常见于降低。

注意事项：最佳采样条件是固定膳食和稳定体重 3 周，取血前空腹 12 小时，禁食不禁水。

3. 高密度脂蛋白胆固醇（HDL–C），正常参考值：1.0~1.7 mmol/L。

临床意义：高密度脂蛋白降低可见于急慢性肝病，急性应急反应（心肌梗死、外科手术、损伤），糖尿病，甲状腺功能亢进或减低，慢性贫血等。

注意事项：采样前 4 周稳定体重，保持原有饮食习惯和生活习惯，采血前空腹 12~14 小时。

4. 低密度脂蛋白胆固醇（LDL–C），正常参考值：1.3~4.0 mmol/L。

临床意义：低密度脂蛋白胆固醇增高常见于高脂血症、低甲状腺素血症、肾病综合征、慢性肾功能衰竭、肝疾病、糖尿病综合征、动脉硬化症等。低密度脂蛋白胆固醇降低见于营养不良、骨髓瘤、急性心肌梗死、创伤、严重肝脏疾病、高甲状腺素血症等。

注意事项：采样前 4 周稳定体重，保持原有饮食习惯和生活习惯，采血前空腹 12~14 小时。

第三节　脂类的生理功能

脂肪的生理功能包括：①供给能量。每克脂肪在体内氧化可供给能量约为 38kJ（9.3 kcal）。②促进脂溶性维生素吸收。有些食物含有脂溶性维生素，如鱼肝油、奶油含有丰富的维生素 A 和维生素 D。③维持体温、保护脏器。④增加饱腹感。⑤提高膳食感官性状。

其中，必需脂肪酸的特点包括：①机体不能合成，必须从食物中摄取的脂肪酸。②构成线粒体膜和细胞膜的重要组成成分。③合成前列腺的前体。④甘油三酯水解，局部血管扩张，神经刺激传导，肾脏排水。⑤参与胆固醇代谢。

影响动脉硬化。⑥参与动物精子的形成。⑦维护视力。

类脂的生理功能包括：①构成身体组织和一些重要的生理活性物质。②磷脂是胞膜、亚细胞膜的重要成分，维持膜的通透性。③鞘磷脂是神经鞘的重要成分，保持神经鞘的绝缘性。④脑磷脂：大量存在于脑白质，参与神经活动的传导。⑤胆固醇：体细胞的构成成分，各种生理活性物质和激素的前体物。

第四节　脂类的参考摄入量和食物来源

一、脂类的参考摄入量

膳食脂肪适宜摄入量一般成人建议为每日 50g。

二、脂类的食物来源

人类饮食脂肪主要来源于动物脂肪组织、肉类及植物种子。动物脂肪相对含饱和脂肪酸和单不饱和脂肪酸多，而多不饱和脂肪酸含量较少。植物油主要含多不饱和脂肪酸。供给人体脂肪的动物性食品主要有猪油、牛脂、羊脂、奶脂、蛋类及其制品；植物性食物主要有菜油、大豆油、麻油、花生油等植物油及坚果类食品。亚油酸普遍存在于植物油中，亚麻酸在豆油和紫苏籽油中较多，椰子油主要由含 C_{12} 和 C_{14} 的饱和脂肪酸组成，仅含 5% 的单不饱和脂肪酸和 1%~2% 多不饱和脂肪酸；鱼类、贝类食物含二十碳五烯酸（EPA）和二十二碳六烯酸（DHA）相对较多。

含磷脂较多的食物为蛋黄、肝、大豆、麦胚和花生等。含胆固醇丰富食物是动物脑、肝、肾、肠等内脏和皮，鱼子、蟹籽和蛋类，其次为蛤贝类；肉类和奶类也含一定量胆固醇。脂肪摄入过多，可导致肥胖、心血管疾病、高血压和某些癌症发病率升高。限制和降低脂肪的摄入，已成为发达国家，包括我国许多地区预防此类疾病发生的重要措施。

必需脂肪酸的摄入量，通常认为应不少于总能量的 3%。而 ω-6 和 ω-3 系列脂肪酸推荐摄入量，目前仅加拿大于 1990 年有推荐：ω-3 脂肪酸摄入不低于总能量摄入的 0.5%，ω-6 脂肪酸不低于总能量的 3%。大多数学者建议 ω-3 与 ω-6 脂肪酸摄入比为 1:4 较为适宜。通常来说，只要注意摄入一定量植物油，就不会造成必需脂肪酸缺乏。

饱和脂肪酸可使血中低密度脂蛋白胆固醇（LDL-C）水平升高，然而并非所有的饱和脂肪酸都具有同样的升高血 LDL-C 的作用。月桂酸、肉豆蔻酸和棕榈酸，分别是十二碳、十四碳和十六碳饱和脂肪酸，升高血胆固醇作用较强，而十八碳饱和脂肪酸作用则相对较弱。饱和脂肪酸因不易被氧化产生有害的氧化物、过氧化物等，人体不应完全排除饱和脂肪酸的摄入。人造奶油是用植物油经氢化饱和后制取的，其中仍会有些不饱和脂肪酸，其结构可由顺式而变为反式结构。据研究，反式脂肪酸不仅可使血 LDL 升高，同时还能降低血 HDL 水平，增加心血管疾病危险。此结果虽有争论，但仍值得注意。

脂肪在食品加工中的重要作用及可产生很好的感官性状，造成人类对脂肪的依赖性，而过多摄入脂肪又会对人体造成多种危害。解决此矛盾的有效措施，就是能生产出具有脂肪性状，而又不能被人体吸收的替代产品。目前，较有前途的产品有 2 种，由蔗糖和脂肪酸合成的蔗糖聚酯，商品名为 Olestra。该产品已于 20 世纪 60 年代后期合成。该产品各种性状和饮食脂肪相似，但不能被肠黏膜吸收，经长期人体和动物实验证明安全可靠。美国 FDA 已于 1996 年初批准其可用于制作某些休闲食品，如炸土豆片、饼干等，但必须在标签上注明："本品含蔗糖聚酯，可能致胃痉挛和腹泻"。蔗糖聚酯可抑制某些维生素和其他营养素的吸收，故本品已添加维生素 A、维生素 D、维生素 E 和维生素 K。燕麦素（Oatrim）是从燕麦中提取的。该物质对热稳定，主要用于冷冻食品如冰淇淋、色拉调料和汤料中。因该产品中含有大量食物纤维，不仅可作为饱和脂肪酸代用品，而且有一定的降低胆固醇的作用。

第六章　碳水化合物

第一节　碳水化合物的组成和分类

　　碳水化合物（见表6-1），由碳、氢和氧三种元素组成，由于它所含的氢、氧的比例为二比一，和水一样，故称为碳水化合物。它是为人体提供热能的三种主要的营养素中最廉价的营养素。食物中的碳水化合物分成糖：①单糖（葡萄糖、半乳糖）；双糖；糖醇。②寡糖。③多糖：淀粉；非淀粉多糖。常见的单糖有葡萄糖、果糖、半乳糖等；双糖由二分子单糖脱去一分子水缩合而成，常见的双糖有蔗糖、麦芽糖、乳糖、海藻糖等。寡糖（低聚糖）是指由3~10个单糖构成的小分子多糖，如大豆中的棉子糖、水苏糖等。多糖是指由10个以上单糖以直链或支链形式缩合而成，包括淀粉、糖原和纤维等。淀粉主要存在于谷类、薯类和豆类中。

表 6-1　碳水化合物的组成

分　类（DP）	亚　　组	组　　成
糖（1~2）	单糖	葡萄糖、果糖、半乳糖
	双糖	蔗糖、乳糖、海藻糖
	糖醇	山梨醇、甘露醇
寡糖（3~9）	异麦芽低聚寡糖	多种异麦芽低聚糖的混合物
	其他寡糖	棉籽糖、水苏糖、低聚果糖
多糖（≥10）	淀粉	直链淀粉、支链淀粉、变性淀粉
	非淀粉多糖	纤维素、半纤维素、果胶、亲水胶质物

　　植物组织中的淀粉通常分为直链淀粉和支链淀粉两种。直链淀粉呈线性结构，含直链淀粉的食物容易"老化"，形成难消化的抗性淀粉，在冷水中不易溶解、分散。支链淀粉呈树枝分叉结构，容易吸收水分，吸水后膨胀成糊状，提高其消化率。在一般玉米和小麦中，含有20%~25%的直链淀粉，75%~80%的支

链淀粉，糯性粮食如糯米、糯玉米、糯高粱等含更多支链淀粉。膳食纤维主要存在于植物细胞中，是植物性食物中不能被消化吸收的成分，分为可溶性纤维（如果胶和树胶等）和不可溶性纤维（包括纤维素、半纤维素、木质素等）。

碳水化合物的食物来源主要是：粮谷类，根茎类，膳食纤维和果胶：蔬菜和水果。碳水化合物是最主要、最廉价的供能物质，供能量占总热量的55%~65%。如果碳水化合物供能占总能量大于80%或小于40%，是不利于健康的两个极端（过少引起酮中毒）。

曾有人提出，肥胖者应该少食碳水化合物以减重，这种说法其实是不对的。脂肪的产生需要过量的碳水化合物，即使这样的情况下，产生的脂肪也很少。在能量平衡的前提下，长期的高碳水化合物有减少肥胖的趋势。因此，低脂肪、高碳水化合物、控制总能量有利于减重。

第二节 碳水化合物的消化吸收

（1）大部分碳水化合物在小肠肠腔中被消化，极少部分非淀粉多糖在结肠内通过发酵消化。肠腔消化过程中，碳水化合物主要由来自胰液的 α-淀粉酶水解，使大分子逐步分解为小分子物质。小肠内不被消化的碳水化合物在结肠内被结肠菌群分解，产生气体经呼气和直肠排出体外，其他如短链脂肪酸被肠壁吸收并代谢。

（2）糖的吸收形式为单糖，在小肠空肠中吸收。是一种耗能的主动吸收，由于载体蛋白的不同，各种单糖的相对吸收率也不同。

第三节 碳水化合物的生理功能

碳水化合物最主要的生理功能包括：

（1）提供热量：是最经济、最主要的能量来源。大多数的碳水化合物来自植物。谷物、蔬菜、水果和豆类（例如豌豆和蚕豆）是其主要来源。奶制品是唯一含有大量碳水化合物而源自动物的食品。

（2）对蛋白质的保护作用：避免蛋白质作为能量而消耗；利于体内蛋白质

的合成，增加氮的储留量。碳水化合物在体内氧化释放能量较快，是体内主要的能源物质（1g 碳水化合物产生 4kcal 能量），部分以糖原的形式储存。当膳食中碳水化合物供应不足时，体内蛋白质和脂肪开始分解，严重时引起负氮平衡、酮血症和酮尿症等，影响机体的生理功能。因此，碳水化合物具有节约蛋白质、抗生酮作用。蛋白质、脂肪属于能量营养素中的功能成分，与细胞的结构、功能有关；而碳水化合物是能量营养素中最经济的能量来源。作为中国居民传统膳食主体的谷类食物是碳水化合物的主要来源。

（3）碳水化合物以糖脂、糖蛋白、核糖等形式参与机体组织构成。简单的糖类如葡萄糖、蔗糖等还具有一定的甜度，可以用来改善食物的风味。膳食纤维具有吸水、结合胆酸、刺激消化液分泌和肠蠕动、抑制腐生菌生长、促进益生菌繁殖、产生丁酸类物质等作用，有助于预防便秘、肠道肿瘤、高脂血症等。

第四节　碳水化合物的参考摄入量和食物来源

一、碳水化合物的参考摄入量

人体每日摄入能量约为 2100~2300kcal，膳食适宜摄入量一般成人建议占总能量摄入量的 55%~65%。一般说来，对碳水化合物没有特定的饮食要求，主要是应该从碳水化合物中获得合理比例的热量摄入。另外，每天应至少摄入 50~100 克可消化的碳水化合物以预防碳水化合物缺乏症。

二、碳水化合物的食物来源

粮谷类（60%~80%）、薯类（15%~29%）、豆类（40%~60%）；单糖及双糖（蔗糖、水果、蜂蜜等）。

三、碳水化合物与疾病

缺乏碳水化合物会对健康产生影响。膳食中缺乏碳水化合物将导致全身无力，疲乏、血糖含量降低，产生头晕、心悸、脑功能障碍等。严重者会导致低血糖昏迷。

当膳食中碳水化合物过多时，就会转化成脂肪贮存于身体内，使人过于肥胖而导致各类疾病如高血脂、糖尿病等。

第五节　血糖生成指数

随着人们生活水平的提高，糖尿病的发病率越来越高。血糖生成指数（GI）也开始受到人们的重视。血糖生成指数是指餐后不同食物血糖耐量曲线在基线内面积与标准糖（葡萄糖）耐量面积之比，以百分比表示（见图 6-1）。

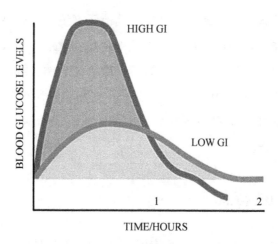

图 6-1　GI 示意图

GI=（某食物在食后 2 小时血糖曲线下面积 / 相当含量葡萄糖在食后 2 小时血糖曲线下面积）× 100%

GI 高则意味着消化快、吸收完全，葡萄糖迅速进入血液，血糖浓度波动大。而健康身体的理想状态是稳定的血糖浓度，没有大的波动。前面说过，当膳食中碳水化合物过多时，就会转化成脂肪贮存于身体内，使人过于肥胖而导致各类疾病如高血脂、糖尿病等。因此，我们应该多利用低 GI 食物。

第七章　矿物质

第一节　概述

一、矿物质的分类

人体组织中除碳、氢、氧、氮以外的其他元素统称为矿物质，亦称无机盐或灰分。人体不能自行合成矿物质，必须由膳食和饮水中摄取，其中，占体重0.01%以上的矿物质称为常量元素，如钙、磷、钾、钠、氯、镁、硫等，占体重0.01%以下的矿物质称为微量元素。其中，必需微量元素是FAO/WHO（1995年）认为维持正常生命活动不可缺少的微量元素，包括铜、钴、铬、铁、氟、碘、锰、钼、硒、锌。

二、矿物质的特点

（1）矿物质在体内的分布极不均匀。钙、磷绝大部分在骨和牙等硬组织中，铁集中在红细胞，碘集中在甲状腺，钡集中在脂肪组织，钴集中在造血器官，锌集中在肌肉组织等。

（2）具有重要的生理功能。

（3）人体内矿物质的作用相互关联，在合适量时有益于人体健康，缺乏或过量都能致病。

三、矿物质的功能

（1）矿物质是构成机体组织的重要材料。钙、磷、镁是构成骨骼、牙齿的重要成分；磷、硫是构成蛋白质的重要元素。

（2）矿物质可调节体液平衡。钾、钠、氯与蛋白质协同作用来维持细胞的渗透压和潴留一定的水分。

（3）矿物质可维持机体的酸碱平衡。食品中的矿物质属于生理碱性，而粮食等食物进入体内属于生理酸性，二者匹配适宜时即可达到酸碱平衡，如钾、钠等离子即是这种作用。

（4）参与构成功能性物质。如血红蛋白中的铁、甲状腺素中的碘、超氧化物酶中的锌、谷胱甘肽过氧化物酶中的硒等。

（5）维持神经和肌肉的正常兴奋性及细胞膜的通透性。

（6）矿物质是酶系统的活化剂。如氯离子与唾液淀粉酶，镁离子与磷酸化酶等。

第二节　钙

一、生理功能

人体内含钙总量约为1000~1200g，约占体重的1.5%~2.0%，其中99%与磷形成羟磷灰石，构成骨骼，成为人体最根本的支柱。还有少量分布于牙齿中。钙还具有调节神经肌肉兴奋性与心脏搏动的作用，对血液凝固过程、酸碱平衡也有影响。钙对一些酶如腺苷酸环化酶、鸟苷酸环化酶、磷酸二酯酶、酪氨酸羟化酶等的活性也有调节作用。

钙是机体组成中含量最多的无机元素。

二、缺乏和过量

我国居民的钙摄入量普遍不足，仅达 RDA 的 50%。婴幼儿缺钙可导致佝偻病，成年人缺钙可导致骨质疏松与骨质软化。长期摄入高钙可引起便秘，增加尿路结石的危险，影响其他矿物质的吸收，严重时造成肾功能损害。补充钙可以降血压，降低患结肠癌的危险。

骨质疏松是指骨组织内，单位体积中骨量减少的一个症候群。严重者可引起骨折，多见于前臂、髋骨、股骨颈以及脊柱压缩性骨折，是导致老年人死亡的危险因素。骨质疏松患病的相关因素有：①骨密度所能达到的最大峰值；②成年后骨质丢失的速度。

骨骼的生长发育分为四个时期：①快速增长期：出生至 20 岁，人体骨骼迅速发育，骨密度处在快速增长期，足量的钙质能有效地促进骨骼生长。②稳定增长期：20~30 岁，骨密度呈继续增加趋势，应多摄入含钙丰富的食物。③平衡期：30~40 岁，骨密度在 35 岁左右达到峰值，该阶段钙的摄入应满足生理需求量，即每日 800 毫克。④快速丢失期：50 岁以后，女性骨量丢失速度大于男性，65 岁以后，女性将丢失骨钙的 30%~50%，男性将丢失 20%~30%，长期骨钙丢失导致骨密度降低，发生骨质疏松。为预防和减缓骨质疏松的发生，要及时补钙。

预防骨质疏松，可以：①增加峰值骨密度。峰值骨密度与遗传因素有关，年轻时摄入充足的钙并加强运动锻炼，可使骨密度在遗传因素允许范围内达到较高的峰值。②减少成年后骨质丢失速度。③雌激素疗法。但是这种疗法存在一定问题，停药后骨质丢失立即加速，需连服 10~20 年以后；副作用大，增加患乳腺癌、子宫癌危险度，与孕激素合用可减少风险。

过量摄入钙可能产生肾结石，影响其他微量元素的利用。

三、影响吸收的因素

有利转化吸收的因素：活性维生素 D、乳糖、膳食蛋白质充足，会增强小肠对钙的吸收能力。适宜的钙磷比例（1:1~2）有利于钙的吸收。某些氨基酸

（赖氨酸、色氨酸、精氨酸）。

　　膳食中干扰钙吸收的因素：膳食中草酸盐、植酸盐与钙结合成难吸收的盐类，从而降低钙在肠道的吸收。粮谷中植酸较多，某些蔬菜（如雍菜、菠菜、苋菜、竹笋、厚皮菜、鱼腥草等）中草酸较多。不但其中的钙难吸收，而且影响其他食物钙在胃肠道的吸收。膳食纤维干扰钙的吸收。脂肪消化不良影响钙的吸收。膳食蛋白质摄入过多，可使钙排出增加。

　　非膳食的机体状况影响钙吸收利用：人体对钙的需要量能影响钙的吸收。婴幼儿、青春期、孕妇、乳母因为对钙的需要增加，钙吸收率也相应增加。有文献报道，青春期儿童、孕妇其钙的吸收率可达 50%~70%；而随着年龄增长，钙吸收率也逐渐下降，70~79 岁老人与 20~50 岁的人比较，钙的吸收率下降了1/3 左右。此外，体力活动、负荷运动等对骨骼强度需要的增加，增加了机体对钙的需要，可间接促进钙在肠道的吸收。

四、推荐摄入量和食物来源

　　中国营养学会 2000 年修订膳食营养参考摄入量，建议我国成年男女钙适宜摄入量（AI）为 800mg。不同年龄、生理时期中国居民钙需要量不同。

　　乳及乳类制品含钙离子（110mg/100g），加上乳糖的作用，吸收率也高，是优质的钙来源，中国营养学会推荐每日饮奶。此外，小虾皮、酥炸小鱼、芝麻酱也含钙较高，可以常食用。传统加工的豆制品由于加工时添加钙剂作为凝固剂，含钙也较高，不失为钙的良好来源。

　　其他补钙方式包括营养补充剂，包括有机钙中的葡萄糖酸钙、乳酸钙、柠檬酸钙；无机钙中的碳酸钙。

　　那么究竟该如何科学补钙呢？这里有三个建议：①平衡膳食，多食用含钙量高的食品，成人每天 500 克牛奶。②适当选用安全可靠、吸收率高、吸收量大、对胃肠道无刺激的钙补充剂。最好在餐中服用。溶解度并不重要，关键是片剂的崩解度。同样条件下 250mg 的钙与标准早餐同时摄入，平均吸收率为：苹果酸、柠檬酸钙：35%；碳酸钙：27%；磷酸三钙：25%。③多参加户外活动。

第三节　铁

一、概述和生理功能

成年人体内含铁 3~5g。70% 的铁存在于血红蛋白、肌红蛋白、血红素酶类（如细胞色素氧化酶、过氧化物酶、过氧化氢酶等）、辅助因子及运载铁中，称为功能性铁，其余 30% 的铁作为体内的储存铁，主要以铁蛋白和含铁血黄素形式分布于肝、脾和骨髓中，需要时释放入血，与运铁蛋白结合后转运到外周组织。

食物中的铁分为血红素铁和非血红素铁。血红素铁主要存在于动物性食物中。血红素铁可与血红蛋白和肌红蛋白中的原卟啉结合，不受膳食中植酸和草酸影响，直接由肠黏膜上皮细胞吸收，因此吸收率较高。非血红素铁主要存在于植物性食物中，吸收受植酸和草酸等的影响，因此吸收率较低（3%~5%）。

铁在体内参与组成血红蛋白、肌红蛋白，与氧的运输密切相关；铁还作为一些酶的辅助因子，如过氧化物酶、过氧化氢酶、细胞色素氧化酶等；铁还参与维持正常免疫功能。

二、缺乏和过量

铁缺乏是一种很常见的营养缺乏病，特别是在婴幼儿、孕妇和母乳中更易发生。2 岁前因生长发育快，需要量相对增加，且膳食含铁量少，故易造成铁缺乏。青春期少女因发育快及月经失血，易处于铁缺乏状态。2002 年我国第四次营养调查表明，我国的贫血患者中缺铁性患病率高达 15.2%，其中尤以儿童、育龄妇女和老年患者多见。铁缺乏的症状由轻到重一般可分为三个阶段，第一阶段仅为铁存减少，表现为血清铁蛋白测定结果降低，此阶段尚不会引起有害的生理学后果。第二阶段为红细胞生成缺铁期，其特征是血清铁蛋白、血清铁、运铁蛋白饱和度等都下降，但因血红蛋白尚未下降，故称为无贫血的铁缺乏期。第三阶段为缺铁性贫血，此时血红蛋白和红细胞比积均下降，贫血的严重程度取决于血红蛋白减少的程度。

缺铁性贫血可导致儿童和母亲的死亡率增加，贫血能引起机体工作能力明显下降，儿童铁缺乏可引起心理活动和智力发育的损害以及行为改变。铁缺乏导致的儿童认知能力的损害，即便以后补充铁也难以恢复。此外还有自述心慌、气短、头晕、眼花、精力不集中。儿童易烦躁、注意力不集中、学习能力下降等，也同缺铁性贫血有关。同时，婴幼儿的抗感染能力也下降。其他缺铁的后果还包括：冷环境下保体温能力下降；增加铅等的吸收；孕早期影响胎儿的宫内发育、早产、低出生体重，甚至胎儿死亡。

铁过量会导致急性、慢性铁中毒。急性毒性：当服用大剂量铁剂治疗时吸收的铁量超过与血浆中运铁蛋白结合的量时，毒性才明显。主要为胃肠出血性坏死，引起呕吐、血腹泻以及凝血不良、代谢性酸中毒和休克。致死剂量200~250mg/kg。慢性毒性：铁在体内长期过量蓄积而且不能适当纳入储存部位，就可损害器官、组织，引起纤维化等。受害器官组织常是肝、胰、心脏、脑垂体和关节。

三、影响吸收的因素

食物铁存在形式为：①血红素铁：铁与 Hb 及 Mb 中的原卟啉结合存在于动物性食物中，吸收率较非血红素铁高，一般为 10%~20%。大多数存在于畜、禽、鱼类食物；吸收率受膳食因素影响很小，直接能被肠黏膜上皮组织吸收。②非血红素铁或离子铁：铁以 $Fe(OH)_3$ 络合物形式存在于植物性食物中，吸收率低，一般为 3%~5%，不超过 10%。主要存在于植物和乳制品中，占膳食铁的绝大多数二价铁才可被肠黏膜细胞吸收。

影响吸收率的膳食因素：植物性食物中的草酸盐、植酸盐；体内缺乏胃酸或者服用抗酸药；体内铁的需要量和储存量。

促进非血红素铁吸收率的因素：抗坏血酸、肉、鱼、有机酸。

四、推荐摄入量和食物来源

铁的膳食适宜摄入量（AI），成年男子为每日 15mg，成年女性为每日 20mg，孕妇和乳母分别为每日 25~35mg 和 25mg。其可耐受最高摄入量（UL）为 50mg。膳食铁的良好来源为动物肝脏、动物全血、畜禽肉类、鱼类等。含铁酱油是一种强化铁食品。

第四节　磷

一、生理功能

（1）是构成骨骼和牙齿的重要成分。

（2）是构成组织细胞的重要成分，如核酸、磷脂、辅酶等。

（3）参与碳水化合物、脂肪和蛋白质的代谢。

（4）磷酸盐在维持体液酸碱平衡上起着缓冲作用，并可以调节维生素 D 的代谢过程。

二、缺乏和过量

磷的吸收需要肌肉中有钙离子存在的同时有足够的代谢能；需要维生素 D；钙、镁、铁、铝等金属离子常与磷酸形成难溶盐而影响磷的吸收。磷排泄主要经肾排泄。

磷缺乏原因：长期应用制酸剂、长期输注含磷低的营养液、长期禁食。磷缺乏表现：食欲不振、贫血、生长不良、佝偻病等。

磷过量原因：聚磷酸盐、偏磷酸应用于食品添加剂（熟肉制品等）；肾功能不全。磷过量表现：神经兴奋，手足抽搐，干扰钙吸收。

食物中的肉、鱼、蛋和蔬菜等均是磷的很好来源，其中鱼最好。磷需要量：12.3mg/d，钙磷比为 1：2~2：1。

第五节　镁

一、生理功能

（1）酶的激活剂。镁作为多种酶的激活剂，参与 300 余种酶促反应。

（2）抑制钾、钙通道。镁可封闭不同的钾通道，阻止钾外流，也可抑制钙通过膜通道内流。

（3）维护骨骼生长和神经肌肉的兴奋性。镁是骨细胞结构和功能所必需的元素，使骨骼生长和维持，影响骨吸收。极度低镁时，会造成甲状旁腺功能低下而引起低血钙，使骨吸收降低。

镁与钙使神经肌肉兴奋和抑制作用相同，血中镁和钙过低，神经肌肉兴奋性均增高；反之则有镇静作用。

（4）维护肠道功能。低度硫酸镁溶液可促使胆囊排空，具有利胆作用。碱性镁盐可中和胃酸。镁离子在肠道中吸收慢，促使水分滞留，具有导泻作用。低浓度镁可减少肠壁张力和蠕动，有解痉挛作用，并有对抗毒扁豆碱的作用。

二、缺乏和过量

镁缺乏会引起心肌坏死、能量代谢障碍、抑郁、肌无力、眩晕；儿童表情淡漠、肌肉无力。

镁过量会导致腹泻、嗜睡、肌无力、肌腱反应弱等。

镁的来源主要为绿叶蔬菜、水果、坚果、谷物。需要量：350mg/d。

第六节　其他主要微量元素

一、钾

钾的生理功能包括维持糖、蛋白质的正常代谢，维持体内水平衡、渗透压平衡、酸碱平衡，维持神经肌肉的应激性和正常功能，维持心肌的正常功能，降低血压。

钾缺乏会引起全身无力、心律不齐、心动过速、肌腱反应迟钝、肠梗阻、呼吸困难。

钾过量会引起血钾过高、四肢皮肤苍白、心动过缓、心律改变、神经错乱。

钾的来源主要为肉、谷物、豆类、蔬菜、水果、蜂蜜、茶、麦麸。

需要量：2000mg/d。

二、钠

钠的生理功能包括调节体内水分与渗透压，维持酸碱平衡，维持血压正常，增强神经肌肉兴奋性。钠泵影响肌肉运动、心血管功能、能量代谢、糖代谢、氧利用。

钠主要来源为食盐，需要量：2200mg/d。

三、锌

成人体内含锌2~3g。锌分布于人体所有的组织器官，以肝、肾、肌肉、视网膜、前列腺内含量较高，血液中75%~85%的锌分布于红细胞内。

缺锌使生长发育停滞、机体免疫力降低、记忆力丧失和学习能力下降。缺锌还可以导致食欲减退、性成熟障碍、睾丸萎缩、肝脾肿大、皮肤粗糙等。锌过量对人体有害。急性锌中毒可引起胃部不适、眩晕和恶心等。

海产品是锌的良好来源，奶类和蛋类次之，蔬菜、水果含锌较少，植酸、鞣酸和纤维素影响锌的吸收，铁也可抑制锌的吸收。WHO（1997年）按锌的吸收率为20%计算，提出了推荐的日供应量：0~12月龄6mg，1~10岁8mg，男性11~17岁14mg，>18岁11mg，女性10~13岁13mg，14岁以上11mg，妊娠妇女15mg，哺乳期妇女为27mg。我国规定1~9岁10mg，10岁以上为15mg，孕妇、乳母为20mg。

第八章　维生素

第一节　概述

一、维生素的功能

维生素为维持机体正常代谢和生理功能所必需的一类有机化合物的总称。它们在体内不能产生能量，也不是组织构成成分，大部分不能在机体内自身合成，也不能大量储存于体内，必须从膳食中摄取，机体对其需要量较小，但是，一旦缺乏将导致缺乏病的产生。

各种维生素的化学结构以及性质虽然不同，但它们却有着以下共同点：维生素均以维生素原的形式存在于食物中；维生素不是构成机体组织和细胞的组成成分，它也不会产生能量，它的作用主要是参与机体代谢的调节；大多数的维生素，机体不能合成或合成量不足，不能满足机体的需要，必须经常通过食物获得；人体对维生素的需要量很小，日需要量常以毫克或微克计算，但一旦缺乏就会引发相应的维生素缺乏症，对人体健康造成损害；维生素与碳水化合物、脂肪和蛋白质 3 大物质不同，在天然食物中仅占极少比例，但又为人体所必需。有些维生素如 B_6 等能由动物肠道内的细菌合成，合成量可满足动物的需要。动物细胞可将色氨酸转变成烟酸（一种 B 族维生素），但生成量不敷需要；维生素 C 除灵长类及豚鼠以外，其他动物都可以自身合成。植物和多数微生物都能自己合成维生素，不必由体外供给。许多维生素是辅基或辅酶的组成部分。

维生素是人和动物营养、生长所必需的某些少量有机化合物，对机体的新陈代谢、生长、发育、健康有极重要作用。如果长期缺乏某种维生素，就会引起生理机能障碍而发生某种疾病。人体犹如一座极为复杂的化工厂，不断地进行着各种生化反应。其反应与酶的催化作用有密切关系。酶需要产生活性，必须有辅酶参加。已知许多维生素是酶的辅酶或者是辅酶的组成分子。因此，维生素是维持和调节机体正常代谢的重要物质。可以认为，最好的维生素是以"生物活性物质"的形式，存在于人体组织中的。

二、维生素的分类

维生素分为脂溶性与水溶性两大类。

（1）脂溶性维生素包括维生素 A（视黄醇）、维生素 D（钙化醇）、维生素 E（生育酚）、维生素 K（凝血维生素）。脂溶性维生素的特点包括：溶于脂肪及脂溶剂；随脂肪经淋巴吸收，从胆汁少量排出；能在体内积存，缺乏症状出现缓慢，过量摄入可引起中毒。

（2）水溶性维生素包括维生素 B_1（硫胺素）、B_2（核黄素）、B_6（吡哆醇）、PP（烟酸或尼克酸）、B_{12}、叶酸、生物素、泛酸、肌醇、胆碱以及维生素 C（抗坏血酸）等。水溶性维生素的特点包括：经血液吸收，主要从尿中排出；一般不在体内积存，缺乏时症状出现较快；过量摄入很快以原形从尿中排出，几乎无毒性，但能干扰其他营养素的代谢。

三、维生素缺乏的原因

维生素缺乏的原因主要包括：

（1）供给量不足：量少，食物加工破坏维生素，主要是水溶性维生素；

（2）吸收障碍：如胃肠道疾病导致的吸收障碍；

（3）需要量增加，摄取量不增加：妊娠等；

（4）长期服抗维生素类药，如下列维生素的吸收受到相应药物的影响。叶酸—乙氨嘧啶；维生素 D—苯妥英钠；B_6—异烟肼；维生素 C—阿司匹林。

第二节　维生素 A

一、结构和理化性质

动物体内具有视黄醇生物活性的维生素 A 称为已形成的维生素 A，包括视黄醇、视黄醛、视黄酸等。植物中不含有已形成的维生素 A，而含有类胡萝卜素，这部分类胡萝卜素称为维生素 A 原。其中，以 β-胡萝卜素活性最高。

维生素 A 的理化性质包括：维生素 A 为淡黄色结晶；胡萝卜素为深红色，溶液呈黄色或橘黄色；均为脂溶性化合物；对热、酸、碱稳定，一般烹调和制罐头过程中不易被破坏；易被空气氧化和紫外线照射破坏；当脂肪酸败时维生素 A 与胡萝卜素均被破坏。

二、生理功能

（1）视觉功能。维生素 A 与暗适应功能密切相关。若体内维生素 A 不足，暗适应恢复时间延长，严重时出现夜盲症。维生素 A 还与上皮组织的完整性有关，维生素 A 严重缺乏会导致干眼病的发生。

（2）细胞生长和分化。维生素 A 还与造血功能、免疫功能、骨骼发育以及生殖功能等有关，维生素 A 缺乏的儿童生长停滞、发育迟缓，容易发生呼吸道和消化道的感染。

维生素 A 缺乏（Vitamin A Deficiency，VAD）会影响铁代谢，从而间接影响儿童生长发育。动物实验发现 VAD 常伴血清铁、血红蛋白减少；亚临床维生素 A 缺乏时，可引起贫血，随着维生素 A 缺乏程度的加量，可出现轻度缺铁性贫血表现。人体研究发现，维生素 A 与血红蛋白呈显著正相关关系，尤其在亚临床维生素 A 缺乏时，维生素 A 下降多伴有血红蛋白的降低。血清维生素 A 与血红蛋白、红细胞压积、红细胞平均血红蛋白浓度（MCHC）、血清铁、血清铁蛋白明显相关。补充维生素 A，血红蛋白、红细胞数、血清铁蛋白等多项指标明显升高，且发现维生素 A 与铁剂合用，效果优于单用铁剂组及单用维生素 A 组。说明维生素 A 对铁代谢具有调节作用，可改善铁的营养状况。

此外，维生素 A 对体格发育产生影响。动物实验中，维生素 AD 缺乏可致动物身长增长迟缓、体重不增以及食欲下降，而且动物模型稳定；但生长迟缓与体重不增是维生素 AD 的直接结果，还是由食欲下降、摄入减少引起尚难确定。英国研究者发现，低维生素 A 水平可能参与生长激素（GH）神经分泌机能障碍综合征（NSD），维生素 A 特异性参与生理夜间分泌调节。血浆中维生素 A 水平与夜间 GH 分泌之间密切相关。对于矮小 NSD 儿童初步研究表明，维生素 A 的补充可以恢复夜间 GH 的分泌，至少是部分恢复。美国研究者发现，高维生素 A 膳食可降低生长迟缓和消瘦的发病率，RR 值为 0.7。尼泊尔对消瘦的儿童补充维生素 A，16 个月后有维生素 AD 的儿童比起无维生素 AD 的儿童其体重增加 672g，身高增加 1cm，肌肉多增加 76mm^3，脂肪多增加 79mm^3。可见维生素 A 对小儿体格生长有一定影响。

（3）免疫功能。许多研究发现，VAD 缺乏的小儿，肺炎、腹泻的发病率明显高于正常小儿，且其肺炎、腹泻常迁延不愈；另有研究表明，感染性疾病可增加肝中储存维生素 A 的消耗。因此，VAD 的小儿常出现 VAD 引起反复感染，从而严重影响小儿的生长发育，并且导致病死率升高。VAD 所致感染性疾病发病率增多的原因，目前认为有两个方面：一方面可能由于维生素 A 缺乏，使非特异性免疫功能受损，黏膜的完整性遭到破坏，致使抵御细菌和病毒感染的能力下降；另一方面则由于 VAD 缺乏，T 淋巴细胞增生障碍，损伤特异性免疫功能。

有学者对 52 例 VAD 研究发现：VAD 儿童 T 淋巴细胞增殖反应，血清 IgG、IgM、IgG1、IgG3、IgG4 均明显下降，血清维生素 A 与 IgG 呈正相关，提示 VAD 儿童伴有部分细胞及体液免疫功能受损，说明维生素与机体免疫功能关系密切。

（4）抗氧化、抑制肿瘤生长的作用。作为维生素 A 的前体，胡萝卜素除了具有维生素 A 活性外，本身还具有抗氧化、预防自由基损伤的作用。

三、缺乏和过量

1.维生素 A 缺乏的症状

眼部的损害与症状：暗适应能力下降与夜盲症；干眼病，为结膜、角膜上皮组织的退行性病变。表现为，结膜干燥，毕脱氏斑，角膜干燥与角膜软化。

黏膜及皮肤上皮细胞损害：上皮细胞分化不良、过度角化——毛囊角化症；皮肤症状：干燥、脱屑有如鱼鳞，继而发生丘疹；黏膜症状：黏膜细胞角化，消化道、呼吸道、泌尿道感染。

其他病变：儿童生长发育延缓，其骨组织、牙齿停止生长，并影响生殖机能。

2.维生素 A 缺乏的原因

（1）原发性缺乏，膳食 VA 与胡萝卜素摄取不足。其中，婴幼儿、学龄前儿童发病率较高，胎盘屏障导致胎儿肝中 VA 贮存量低，哺乳期未给予 VA 补充；贫困地区动物性食品摄入少。

（2）继发性缺乏，存在影响 VA 消化吸收因素；影响 VA 贮存、利用与排泄因素；机体需要量增加，摄入量未相应增加。

农村发病率高于城市。维生素 A 缺乏还与母亲职业、父母受教育程度、家庭收入、家庭成员多少等社会经济条件相关。随着年龄的增长，维生素 A 缺乏的发病率降低，2 岁以内的儿童是 VAD 的高危人群。小儿生长发育迅速，对维生素 A 需要相对较多，但婴儿尤其是早产儿肝维生素 A 储存少，而肠道对脂肪的消化功能差，易发生维生素 A 缺乏。因消化系统疾病，如慢性痢疾、慢性腹泻、肠结核、脂肪泻等，致使维生素 A 和胡萝卜素吸收不良；肝胆疾病由于胆汁排泄减少和肝功能障碍而影响维生素 A 的吸收；高热和严重的感染，如麻疹、肺炎、肺结核等患者其维生素 A 的需要量增加，若得不到补充容易引起维生素 A 缺乏。因此，VAD 是一个多因素综合作用的结果，在很大程度上可归因于落后的社会经济状况和低文化素质。

长期或短期摄入过量维生素 A 均可导致头疼、呕吐、复视、脱发、黏膜干燥、脱屑、骨髓异常和肝损害等中毒现象。胡萝卜素过量摄入后，除引起皮肤颜色变化外，无其他明显中毒症状。由于体内维生素 A 来源于动物性食物的维生素 A 和来源于植物性食物的胡萝卜素等，因此，考虑维生素 A 供给量时一般以视黄醇当量（RE）计算。

四、参考摄入量和食物来源

维生素 A 表示单位是视黄醇当量（Retinol Equivalent，RE），包括视黄醇和 ß- 胡萝卜素等在内，具有 VA 活性的物质。

换算单位：1 μg 视黄醇（VA）=1μg 视黄醇当量（RE）

1 μg ß- 胡萝卜素 = 1/6（0.167）μg 视黄醇当量（RE）

1 μg 其他 VA 原类胡萝卜素 = 0.084 μg 视黄醇当量（RE）

1 IU VA = 0.3 μgRE

1μg VA =3.33 IU

膳食中总视黄醇当量（μg）= 视黄醇（μg）+0.167 ß- 胡萝卜素（μg）+0.084 其他 VA 原类胡萝卜素（μg）

中国营养学会 2000 年修订的膳食营养参考摄入量，建议我国成年男性维生素 A 推荐摄入量（RNI）为 800μgRE；女性为 700μgRE。

维生素 A 最好的来源是各种动物的肝脏、鱼肝油、乳制品、禽蛋等；维生素 A 原的良好来源是深色蔬菜和水果，如胡萝卜、南瓜、红薯、辣椒、菠菜、西兰花及杧果、柿子和杏等。

第三节 维生素 D

一、概述

维生素 D 为类固醇类化合物。维生素 D_3 可由皮肤中 7- 脱氢胆固醇经紫外线照射形成；维生素 D_2 由植物体内麦角固醇经紫外线照射形成，进入体内代谢后只有维生素 D_3 的 1/3 活性。膳食维生素 D_3 进入体内后，在肝、肾活化后转变为维生素 D_3 的活化形式。

二、生理功能

具有活性的维生素 D_3 可促进钙吸收转运入血，维持血钙水平的稳定。此外，维生素 D_3 还促进骨组织钙化以及肾小管对钙、磷的重吸收。维生素 D 可以通过不同的途径增加机体对钙、磷的利用，促使骨、软骨及牙齿的矿化，并不断更新以维持正常生长，预防儿童佝偻病和成人骨质软化症，转运至小肠的维生素 D 可以促进小肠黏膜上皮中钙结合蛋白的合成，从而提高钙的吸收。维生素 D_3 能直接作用于肾，促进肾小管对钙、磷的重吸收，减少丢失；维生素 D 还具有免疫调节功能，可改变机体对感染的反应。

三、缺乏和过量

婴幼儿维生素 D 缺乏可引起佝偻病。成年人维生素 D 缺乏可引起骨质疏松症和骨质软化症。维生素 D 过量可引起中毒，表现为厌食、恶心、呕吐、头痛、多尿、烦渴、血钙和尿钙增高，严重时肾、心、血管及其他软组织有钙沉着，甚至器官钙化。

四、参考摄入量和食物来源

含维生素 D_3 丰富的食物有深海鱼、动物肝脏、禽蛋以及鱼肝油制剂等。由于维生素 D 既可来源于膳食，又可由皮肤合成，因此，较难估计膳食维生素 D 的摄入量。中国营养学会 2000 年修订膳食营养参考摄入量时，根据国内外有关研究资料，建议我国成年男女维生素 D 推荐摄入量（RNI）为 5μg。

维生素 D 在一般食物中含量都比较低，动物性食物是维生素 D 的主要来源，如鱼肝油中维生素 D 的含量可高达 21μg/100g，含脂肪高的海鱼和鱼卵含量为 0.5~12.5μg/100g，其他如动物肝脏、蛋黄、奶油和乳酪中维生素 D 的含量也相对较高 1.25~2.5μg/100g。瘦肉、坚果、人乳和牛乳中维生素 D 含量较低，而蔬菜和谷物中几乎不含维生素 D。目前多采用在牛奶和婴幼儿食品中强化维生素 D，作为预防维生素 D 缺乏的措施之一。

第四节　维生素 E

维生素 E 包括生育酚与生育三烯酚两大类。

抗氧化作用为维生素 E 的主要功能。维生素 E 保护细胞膜脂质中的不饱和脂肪酸免受自由基攻击，对血小板黏附力和聚集作用也有调节作用。

婴儿维生素 E 缺乏可出现水肿、网状细胞增多症及血小板增多症，成年人维生素 E 缺乏可出现溶血性贫血，维生素 E 缺乏还可使脂褐素生成增加。因此，维生素 E 具有预防衰老的作用，维生素 E 还具有降低血浆胆固醇水平的作用。服用大剂量维生素 E 会产生头晕等副作用。

中国营养学会 2000 年修订膳食营养参考摄入量，建议我国成年男女每日维生素 E 适宜摄入量（AI）为 14mg。有人建议维生素 E 摄入量应根据膳食能量摄入或膳食多不饱和脂肪酸摄入量而定，每摄入 1g 多不饱和脂肪酸时应摄入 0.4mg 维生素 E。

维生素 E 含量丰富的食物有植物油、麦胚、坚果、豆类和谷类；肉类、鱼类等动物性食品和水果、蔬菜中含量很少。

第五节　维生素 B_1

一、概述

维生素 B_1 又称硫胺素、抗神经炎因子、抗脚气病因子，是一种水溶性维生素。组织中以硫胺素焦磷酸含量最为丰富，占 80%，与三大能量物质的能量转化有关。酸性环境中稳定，中性、碱性环境易被氧化，二氧化硫、亚硫酸盐加速氧化。一般烹调损失不大（损失率 30%~40%），但不耐高温。

二、生理功能

（1）维生素 B_1 是物质代谢和能量代谢的关键性物质基础，是羧化酶、转羟乙醛酶的辅酶；参与糖代谢的 α – 酮酸氧化脱羧作用及戊糖磷酸途径的转酮基酶反应；参与支链氨基酸代谢。

（2）维生素 B_1 对神经组织、心肌都有保护作用，人类缺乏维生素 B_1 可发生脚气病。

光绪十三年（1887 年），清政府向英德购买四艘军舰，派人驶回国内。途中，船员脚气病流行，表现为"患腿肿，不数日上攻于心，肿至腰际即不治。"船员均以白米为主食。看新加坡报，知多食麦面可免此病。船上无冷藏吃不到新鲜肉，使维生素 B_1 更不足。

三、缺乏和过量

导致维生素 B_1 缺乏的原因主要有：①摄入不足：如长期食用精白米、面，加工或烹调方法不当，致使食物中的维生素 B_1 损失较多；②机体处于特殊生理状态（如妊娠、哺乳）、应激状态（如高温环境）、病理状态（如甲状腺功能亢进）等，致使机体对维生素 B_1 的需要量增加；③机体吸收或利用障碍：如长期腹泻及肝、肾疾病影响 TPP 合成等。

维生素 B_1 缺乏症又称为脚气病，主要影响心血管系统和神经系统，成人与婴幼儿表现不同。维生素 B_1 长期过量摄入一般无毒性作用，多可随尿排出，仅有少数人出现胃肠功能紊乱。维生素 B_1 广泛存在于各种食物之中。我国居民以谷类为主食，因此，谷类食物为维生素 B_1 的主要来源，谷食物加工过细、淘洗过度或加碱熬粥会导致维生素 B_1 下降。生鱼片含有硫胺素酶，可以破坏其他膳食中的维生素 B_1。由于维生素 B_1 与碳水化合物的代谢密切相关，因此，一般认为维生素 B_1 供给量与能量摄入成正比。

四、参考摄入量和食物来源

中国营养学会 2000 年修订膳食营养参考摄入量，建议我国成年男性维生素 B_1 推荐摄入量（RN_1）为 1.4mg，女性为 1.3mg。

主要食物来源包括：未精制的谷类食物、瘦肉、内脏、豆类、种子、坚果类、酵母制品、强化食品。

第六节 维生素 B_2

一、概述

核黄素又称维生素 B_2。在中性或酸性溶液中对热较稳定，但在碱性溶液中不耐热，光照下很快被破坏。尽管核黄素为水溶性维生素之一，但是，常温下 $100mg$ 水中只能溶解 $12mg$ 核黄素，溶解度较低。

二、生理功能

（1）黄素酶辅酶，参与氨基酸、脂肪酸、碳水化合物的代谢。
（2）铁的利用：与铁的吸收、储存、使用有关。
（3）激活色氨酸，转化为尼克酸。
（4）抗氧化活性。

三、缺乏和过量

人类核黄素缺乏后表现为以口角炎、唇炎、舌炎和阴囊皮炎为特征的"口腔生殖系统综合征"及脂溢性皮炎。眼：球结膜充血，角膜周围血管增生，角膜溃疡，老年性白内障，暗适应能力下降；口腔：口角炎、唇炎、舌炎（地图舌）、口腔黏膜溃疡；皮肤：脂溢性皮炎，湿疹性阴囊炎，"口腔—生殖综合征"；贫血；还可影响生长发育，造成胎儿骨骼畸形。儿童核黄素缺乏还可引起贫血。

由于机体对核黄素吸收能力有限，因此，过量摄入核黄素不产生明显毒性作用。

四、参考摄入量和食物来源

核黄素主要来源为各种动物性食物，以动物内脏、蛋类中含量较丰富，其次为奶类和绿叶蔬菜。谷类和蔬菜是我国居民核黄素的主要来源，但是，谷类加工对核黄素存留有显著影响，如精白米中核黄素存留率只有 11%，小麦标准粉中核黄素存留率只有 35%。此外，谷类烹调过程还会损失一部分核黄素，因此，谷类加工不应过度。中国营养学会 2000 年修订膳食营养参考摄入量，建议我国成年男性核黄素推荐摄入量（RNI）为 1.4mg，女性为 1.2mg。

第七节　烟酸

烟酸又名尼克酸、维生素 PP、抗癞皮病维生素。烟酸在体内以辅酶 I（NAD）、辅酶 II（NADP）形式作为脱氢酶的辅酶，参与生物氧化过程，还参与蛋白质核糖基化过程，与 DNA 复制、修复和细胞分化有关。此外，烟酸是葡萄糖耐量因子组分，具有辅助胰岛素降血糖的作用。大剂量烟酸还能降低血三酰甘油与胆固醇水平，可以降低低密度脂蛋白胆固醇（LDL-C）和极低密度脂蛋白胆固醇（VLDL-C），升高高密度脂蛋白胆固醇（HDL-C），并且可以减少非致命性心肌梗死的复发率。但烟酰胺无此作用。

烟酸缺乏会引起癞皮病或称为糙皮病，主要出现于以玉米或高粱为主食的人群。至今，在亚洲或非洲的某些地区仍有发生。另外烟酸缺乏常与硫胺素、核黄素及其他营养素缺乏同时存在，因此常伴有其他营养素缺乏的症状。口服避孕药可导致烟酸缺乏。

烟酸广泛存在于动物内脏以及植物性食物中。玉米中烟酸多为结合型，影响吸收利用，碱处理后，结合型烟酸可转变为游离型烟酸。色氨酸在体内可转变为烟酸，一般 60mg 色氨酸可转变为 1mg 烟酸。由于色氨酸可转变为烟酸，因此，计算烟酸摄入量时采用烟酸当量表示，即 NE（mg）= 烟酸（mg）+1/60 色氨酸（mg）。

中国营养学会 2000 年修订膳食营养参考摄入量，建议我国成年男性烟酸推荐摄入量（RNI）为 14mgNE，女性为 13mgNE。

第八节 叶酸

叶酸在酸性溶液中对热不稳定，而在中性和碱性溶液中十分稳定。食物中叶酸经烹调后损失率可高达 50%~90%。膳食中抗坏血酸、葡萄糖和锌可促进叶酸吸收，酒精、抗癫痫药物和口服避孕药则抑制叶酸的吸收。人体内叶酸主要以 5-甲基四氢叶酸的形式存在，其中一半储存于肝脏。

叶酸缺乏可导致巨幼红细胞贫血。叶酸缺乏还可引起同型半胱氨酸向胱氨酸转化出现障碍，发生高同型半胱氨酸血症。孕妇孕早期缺乏叶酸将导致胎儿神经管畸形，同时，引起胎儿在宫内发育迟缓、早产及新生儿低体重等。神经管畸形是指由于胚胎在母体内发育至第 3~4 周时，神经管未能闭合所造成的先天缺陷。

研究表明，育龄妇女在妊娠前 1 个月至妊娠后 3 个月每天服用 400μg 叶酸，可有效预防神经管畸形的初发和复发。服用大剂量叶酸亦可产生毒副作用，包括引起胎儿发育迟缓，还可干扰抗惊厥药物的效果。

叶酸广泛存在于各类动植物食品中。含量丰富的食物有动物肝、肾、蛋类、鱼类、豆类、酵母、绿叶蔬菜、水果及坚果类。需要注意的是，在所有维生素中，叶酸是最可能与药物发生交互作用的一种。目前有包括抗酸药、阿司匹林在内的十大类药物可以干扰机体对叶酸的利用。偶尔服用这些来治疗头痛、胃功能紊乱可能不会有太大的影响，但是，长期服用这些药物的患者应该注意膳食叶酸的摄入量，例如长期依赖阿司匹林和抗酸药的慢性疼痛和溃疡患者，以及吸烟者、服用口服避孕药和抗惊厥药的患者等。

中国营养学会 2000 年修订膳食营养素参考摄入量，建议我国成年男女叶酸推荐摄入量（RNI）为 14，孕妇、乳母、婴儿叶酸供给量应相应增加。

第九节　维生素 B_{12}

维生素 B_{12} 又名钴胺素、氰钴胺素和抗恶性贫血因子，是一种可以预防和治疗由于内因子缺乏活性以致吸收障碍而引起的恶性贫血的维生素。

缺乏维生素 B_{12} 可导致高同型半胱氨酸血症；导致神经组织的脂质生成异

常，引起神经系统功能障碍。严格的素食者由于不吃动物性食物可能发生维生素 B_{12} 缺乏，胃肠道疾病患者（如老年人萎缩性胃炎和胃切除患者）由于胃酸过少可引起维生素 B_{12} 的吸收不良。

维生素 B_{12} 缺乏会导致巨幼红细胞贫血、神经系统损害及高同型半胱氨酸血症。膳食中的维生素 B_{12} 通常来源于动物性食品，主要食物来源为肉类及肉制品、动物内脏、鱼、禽、贝类及蛋类，乳及乳制品中亦含有少量。

第十节　维生素 C

维生素 C 又称抗坏血酸，在热、光照、碱性溶液中或有过渡态金属离子如铁、铜离子存在的条件下极不稳定。

维生素 C 在体内作为抗氧化剂发挥作用，可以直接清除多种自由基。在体内还作为羟化酶辅酶参与脯氨酸、赖氨酸等的羟化，与胶原、5-羟色胺、去甲肾上腺素、胆汁酸、肉碱、抗体等的合成有关。它在胃中还具有阻断亚硝胺生成，促进铁在肠道内吸收的作用。

人类不能合成维生素 C，必须从食物中摄取。如经常能吃到足量的多种蔬菜和水果，注意合理的烹调，一般不会发生维生素 C 缺乏。当膳食摄入不能满足需要时，则可引起维生素 C 不足或缺乏。

维生素 C 缺乏的最早症状是轻度疲劳，无其他伴随症状。严重缺乏可引起败血病。维生素 C 缺乏最特异的一个体征是毛囊过度角化，带有出血性晕轮。继而出现典型的坏血病症状，包括牙龈肿胀出血、球结膜出血、皮下瘀斑、紫癜、关节疼痛及关节腔积液、机体抵抗力下降、伤口愈合迟缓等，同时还可伴有轻度贫血以及多疑、抑郁等精神症状。随着病情发展，可发生身体不同部位的疼痛，尤其是胸部疼痛以及全身鳞状皮肤损伤，晚期常因发热、痢疾、水肿、麻痹或肠坏疽而死亡。

维生素 C 主要来源是新鲜蔬菜和水果，如绿色和红、黄色的辣椒、菠菜、西红柿、红枣、山楂、柑橘、柚子、草莓等；野生的蔬菜和水果如苜蓿、刺梨、沙棘、猕猴桃和酸枣等维生素 C 含量尤其丰富。

中国营养学会 2000 年修订膳食营养参考摄入量，建议我国成年男女维生素 C 推荐摄入量（RNI）为 100mg。

第九章　水和膳食纤维

第一节　水的概述

人若想要保持正常的生理活动，蛋白质、脂类、糖类、矿物质、维生素、膳食纤维和水都是不可或缺的。蛋白质可以在每天的食物中获取，如食用瘦肉、鸡蛋、豆类等，脂类与矿物质通过食用蔬菜等便可摄取，大米、馒头之类的主食则保证了人们糖类的摄入量，但是膳食纤维与水常常被人们忽视。随着人们生活质量的提升，大部分人应避免忽视食用富含膳食纤维的食物，如芹菜、胡萝卜等蔬菜和紫薯、玉米等粗粮，避免偏好高油高盐的、更加"可口"的食物。同时，当人们的生活节奏加快，也应避免忽略补充水分。

人们常说"水是生命之源"，可见水在生理活动中的重要性。水的生理功能主要包括：

（1）构成细胞和体液的重要组成成分。体内水分含量约占体重的65%，维持体液的正常渗透压。人体的每个细胞及其基本单元均含有水分，人体的各种腺体分泌物均为液体。如果缺水，则消化液分泌减少，食物消化受影响，食欲下降，血流减缓，体内废物积累，代谢活动降低，导致体内衰竭致病并加重病情。水的溶解力甚强，并有较大的电离能力，可使人体内的水溶物质在溶解状态和电解质离子状态存在。

（2）参与人体内新陈代谢的全过程，帮助运送身体所需的其他营养素，并将废物代谢出体外。人体在整个生命的新陈代谢过程中所产生的营养物质要吸收、要运送，有毒或废物要排出体外，如大小便、出汗、流泪、呕吐、打喷嚏、呼吸等。水具有较大的流动性能，在人体消化、吸收、循环、排泄过程中可加速协助营养物质的运送和废物的排泄，使人体内新陈代谢和生理化学反应得以顺利进行。

（3）水还能帮助调节身体的体温；水对调节人体体温起着重要作用——水的比热数值高，每克水升高10℃，就需要1000卡热值。由于人体含有大量的水，代谢过程中所产生的热能为水所吸收，使体温不至于显著升高；同时水的蒸发数值大，每毫升水的蒸发热约为579.5千卡，故人体只要蒸发少量的水即可散发大量的热，以维持人体一定的体温。如外界环境温度高，体热可随水分经皮肤蒸发散热，以维持人体体温的恒定。

（4）润滑作用。水可以使眼睛、嘴巴及鼻道保持湿润。水还是一切物质的最佳溶媒，在人体内，水也是一切物质交换的媒介。人们在饮食时，咀嚼食物要唾液，消化食物要胃液、肠液、胰液、胆液，这些消化液绝大部分都是由水组成的。此外，水还是微量矿物质的来源。如果没有水，许多生理活动将无法进行：食物不能消化、养料不能吸收、血液不能流动、体温无法恒定、废物不能排泄，可见，水参与人体内所有生理生化过程。

第二节　水与疾病

一、水缺乏与疾病的关系

人体内，每消耗4.184kJ能量，水需要量为1.5ml。成年人每天每公斤体重需要40克水。体内缺水10%时，生理功能将发生紊乱，当失水20%时，则可能造成死亡。如果我们的身体长期处于缺水的状态，会引起病变，严重的话还会危及生命。根据生理学家的研究，人不吃东西，短则大约还可以活四个星期，最长者甚至可以活两个半月，但如果不喝水，人在常温下最多只能忍受3天。

体内水分有3方面的来源：第一是液体食物，如饮水、饮料、汤汁等；第二是固态食物，如饭、菜、水果等；第三是有机物在体内氧化产生的水。每100 g碳水化合物氧化时产生水量为60ml，蛋白质氧化产生水为42ml，脂肪氧化产生水为107ml。成人体内每日氧化有机物所产生的水大约为300ml。身体缺水是许多慢性疾病的根源。然而，在现实生活中我们却对其不够重视，有

80%的人体内缺水却不被察觉，从而导致了各种疾患的出现。以下几种较为常见的病均有可能是身体缺水引起的。

（1）便秘。肠道需要充足的水分来分解固体食物，溶解固体食物中难以溶解的成分。但如果身体水分供应不足，废物就会随身携带用于溶解食物的水分。另外，身体的各种垃圾和残渣也是由肠道排出体外的，如果缺水就会减少肠道的蠕动，不利于排出体内垃圾。而由长期脱水导致的严重便秘，还是大肠和直肠发生癌变的主要原因。

（2）肾结石。肾结石很大程度上是长期脱水造成的。如果身体中水分摄取不够充分导致尿液浓度过高，就会形成尿酸盐和肾组织中钙元素沉积。尿酸不断形成晶体，就会出现新的沉积，当尿酸盐颗粒越来越大，最终会形成细胞阻塞的现象。尿液的感染物，也会加速肾结石的形成。适量饮水，可以避免让尿液浓度过高，阻止尿酸盐迅速沉积，从而避免肾结石的产生。

（3）骨关节炎。软骨细胞具有一种供水性能，再加上它本身的韧性，可以减少运动产生的外伤。当关节之间的软骨细胞死亡达到一定数量以后，骨头与骨头之间的摩擦加剧，而坚硬的骨骼表面接触后会产生一种摩擦力，这种摩擦力会导致关节处发生炎症，并损伤骨骼表面，最终关节软骨产生慢性退化，进而导致关节炎的发生。由此可见，水是关节之间的天然润滑剂，健康饮水可以保证关节之间的润滑，减少骨关节摩擦，防治骨关节病。

（4）高血压。当身体摄取的水分不足时，66%的水分都是从细胞内部流失的，使原本饱满如李子的细胞变成了好像李子干一样脱水的细胞。还有8%的水分流失发生在血液循环的过程中。而这流失的8%的水分，也是高血压形成的原因。为适应水分流失，循环系统会自动收缩。起初，外围的毛细血管开始闭合，最终，更大的血管将血管壁绷紧，以此保证血管内部充满血液。血管壁的绷紧使静脉血压明显上升，导致高血压。每天喝适量的水，可以有效预防因为缺水导致的高血压以及心脑血管阻塞引起的中风和脑梗死。

（5）其他慢性病，如慢性呼吸道疾病、糖尿病、心脏病、癌症等。在正常的消化代谢过程中，水是各种物质的溶剂，调节体内几乎所有的生理功能，包括溶解和循环功能。我们的身体要在有充足的水分的情况下才能消化每天吃的固体食物；营养物质的消化和吸收均是在酶的参与下完成的。体内所有的酶解和化学反应也都是在水存在的情况下进行的。蛋白质组成的各种氨基酸与水提供的氢组成了三维的空间结构，使得我们的身体具有活力。如果我们每天摄入的水分不够，就会影响身体中各种酶的活力，酶的活力一旦降低或异常，各种营养代谢就会发生异常，就会出现不同症状的营养障碍代谢病。水营养专家指出，大量的实验证明，饮用健康水，对于营养障碍代谢病具有很好的预防、缓解作用。

（6）慢性前列腺炎。慢性前列腺炎是一种发病率非常高的疾病，接近50%的男子在其一生中的某个时刻将会遭遇到前列腺炎症状的影响。当人们的年龄增加，感觉器官逐渐衰退，往往忽视补充水分，使细胞长期处于"缺水"状态。男性定期补充水分，每天饮1500~2000毫升的开水或茶水，从而通过定期排尿来充分冲洗尿道，有利于前列腺炎性分泌物的排出，可保前列腺的安全。即使是有尿频症状的前列腺疾病患者也要多饮水，为了避免睡眠后膀胱过度充盈、频繁起夜而影响休息，可以在夜间减少饮水量，调整为白天多饮水。

（7）哮喘。哮喘是人体脱水的一种并发症，主要是由于人体的长期缺水引起的。每年受哮喘影响的儿童人数高达1400万，其中数千人因此丧命。当哮喘发作时，通畅的空气呼吸道受阻，水以水蒸气形式留在体内无法排出。专家对哮喘症患者的建议是：假如他们的哮喘可能随时发作，或正在发作过程中，最好喝下2~3杯水，然后往舌尖上放上一点盐。如果患有过敏症和哮喘症，应该坚持长期饮水。有些人遇到不同类型的花粉或食物，哮喘或过敏症立刻就会发作，所以心脏和肾功能正常的人在每餐前一个小时左右应该喝两杯水。在增加饮水量的同时，也需要增加盐分的摄取量，以弥补尿液增加导致的盐分缺失。特别应养成饭前喝水的习惯，而且至少要在饭前几分钟内进行，防止饭后饮水稀释胃液，造成消化不良。

二、水过多与疾病的关系

水摄入过多同样会导致身体疾病。开水是一种渗透压很低的液体，所含矿物质非常少。当一个人每天喝大量的开水，这些水进入体内后就会对人体产生利尿作用。实验证明，大量喝水后体内排出的尿液量，比当天喝进去的水还多。这是因为，在低渗透压的状态下，人体正常分泌的一种名为"抗利尿激素"的激素被抑制。因此，大量喝开水，不一定能起到补充水分的作用。相反，由于利尿的作用，体内的钠、钾、氯等电解质会随着尿液而丢失。

近年来，医院经常收到一些因为自主大量喝水引起多尿的患者，有的患者每天的尿量甚至高达 4000~5000 ml，而正常人的尿量一天约为 1000~1500ml。患者通常日尿多，夜尿也增多，在影响睡眠的同时，还会因为多尿每天丢失不少盐分。有的患者每天通过尿液排出的氯化钠高达 40 多克；还有的患者由于长期盐分的丢失，引起低钾血症，全身无力，肾小管功能下降，导致肾和心脏的损害。所以，摄入过量的水分不但无益，反而有害。

既然我们每天摄入的水分过多或者太少都会引发身体病变，那么每天喝多少水才可以基本保证身体的正常需求呢？医学研究指出，人每天至少要消耗 2500 ml 的水，而每天我们吃的食物中本身就含有大量的水分。例如，蔬菜中 90% 都是水分，水果中 80% 是水分，肉类和鱼也含有大概 70% 的水分，扣除这些，每天喝 1500 ml 的水就可以满足身体的基本需求了。

喝水也是有讲究的，空腹喝最有效，白开水最解渴，运动后小口喝。①空腹时饮水最有效。空腹喝水时，水会直接从消化管道中流通，被身体吸收。同时多喝水能够消汗，多小便，除了能降低体温外，还能清除血液中的有毒物质。通常，我们每天夜间呼吸和皮肤蒸发要损失掉 300~400ml 水。因此，早晨醒来，先喝上一大杯水，不仅可以补充身体因代谢而失去的水分、洗涤已排空的肠胃，还可有效稀释血液，降低血液黏稠度，预防心脑血管疾病的发生。②喝白开水最为解渴。现在，市场上销售的饮料多种多样，让人目不暇接，无从选择。但是和饮料相比，纯净的白开水是最解渴的。同时，白开水还富含多种矿物质，能够调节人体的体液平衡。然而，纯净的蒸馏水则要尽量少喝。蒸馏水是经煮沸蒸发出来的水，有一定的酸碱性、有机碳及热源等，但缺少矿物质元素。虽然蒸馏水相对于其他的水来说更纯，但对人体的好处反不如矿泉水，因为它导致人体无机盐的流失。蒸馏水通常主要用于器皿洗涤、配制标准液等化学分析领域。③运动后不能大量饮水。激烈运动后，身体各个器官还处于运动时的状态，如果一次性大量饮水，会使血液中盐的含量降低。运动后出汗多，盐分更易丧失，更易使细胞渗透压降低，导致钠代谢平衡失调，发生肌肉抽筋等现象。过多的水渗入到细胞和细胞间质中，造成脑细胞肿胀会引起脑血压升高，易出现头疼、嗜睡、心律缓慢等水中毒症状。激烈运动后应稍事休息，不要贪图痛快而大口大口喝水，应小口喝水，帮助身体恢复正常。

那么，我们应该如何选择各种饮料呢？这里有几点需要注意：①一些果汁和蔬菜汁，既有营养，又能补充水分，可以适当喝一些。但是，各种功能性饮料由于其中含有大量的添加物，选择时应尽量避免，以免给肾脏带来过大的负担。儿童应尽量少喝碳酸型饮料。②浓茶、盐水不能代替饮用白开水。因为浓茶利尿，会影响人体内的水平衡，引起细胞脱水。盐水尤其不能空腹饮用，因为空腹时由于细胞含钠量很低，喝了盐水后，盐水能进入血液和组织，却不能进入细胞，盐分过浓也会使细胞脱水。③人们喝水不能以渴不渴为标准。口渴是人体水分失去平衡、细胞脱水已到一定程度时，中枢神经发出的要求补水信号。口渴才喝水，等于泥土龟裂再灌溉，不利于身体健康。对于成年人来说，真正有效的饮水方法，是指一口气（或一次）将一整杯水（约 200~500ml）喝完，每天最好不少于 6 次，应喝完为止，而不是随便喝两口，否则不能被身体真正地吸收和利用。

第三节　膳食纤维

一、膳食纤维的概念

膳食纤维（Diet Fiber）指不能被人体利用的多糖，也被称为非淀粉多糖，包括纤维素、半纤维素、果胶、亲水胶体物质、木质素，分为非水溶性和水溶性纤维两大类。例如，植物中大量存在的纤维素、半纤维素和木质素，这三种属于常见的非水溶性纤维，存在于植物细胞壁中；而果胶和树胶等属于水溶性纤维，则存在于自然界的非纤维性物质中。

二、膳食纤维的特性

（1）吸水作用：具有很高的持水性。

（2）黏滞作用：形成黏液性溶液。

（3）结合化合物作用：具有对有机化合物的吸附螯合作用。

（4）阳离子交换作用：对离子有结合和交换能力。

（5）细菌发酵作用：可改善肠道系统中的微生物群系组成。

三、膳食纤维的功能

有人认为，膳食纤维既然不能被身体消化和吸收，那就不是很重要，可以偶尔摄取甚至是不摄取。这种想法是非常错误的。在欧美，膳食纤维被称为人体必需的"第七营养素"，和蛋白质、维生素、矿物质一样对人体健康必不可少。在营养学界，膳食纤维被称为"绿色清道夫"，能保持人体肠道通畅，排毒通便，清脂养颜，维护肌肤健康。专家们一致认为：膳食纤维将是21世纪主导食品之一。膳食纤维的主要功能包括：

（1）刺激肠道和消化液的分泌，防止便秘。由于膳食纤维体积大，可促进肠蠕动、减少食物在肠道中停留的时间，其中的水分不容易被吸收；另外，膳食纤维在大肠内经细菌发酵，可以使大便直接吸收纤维中的水分而变软，利于通便。

（2）利于减肥。肥胖的原因大多和患者喜欢食用高热量的食物或体力活动减少有关，而提高膳食中膳食纤维含量，可使摄入的热能减少，在肠道内营养的消化吸收也下降，最终使体内脂肪消耗而起减肥作用。同时，部分膳食纤维会遇水膨胀，体积可增大200~250倍，既可以使人产生轻微的饱腹感，减少过多热量的吸收，又可以包覆多余糖分和油脂，随同肠道内沉积的废物一同排出体外。可以说，食用一定量的膳食纤维是目前较有效的安全减肥方法。

（3）减少致癌物与肠壁的接触时间，预防结肠癌和直肠癌。这两种癌的发生主要与致癌物质在肠道内停留时间过长，与肠壁长期接触有关。增加膳食中纤维含量，可使致癌物质浓度相对降低，加上膳食纤维有刺激肠蠕动作用，会使致癌物质与肠壁接触时间大大缩短。学者一致认为，长期以高动物蛋白为主的饮食，再加上摄入纤维素不足是导致这两种癌的重要原因。

（4）防治痔疮。痔疮的发生是因为大便秘结而使血液长期阻滞与淤积所引起的。由于膳食纤维的通便作用，可降低肛门周围的压力，使血流更加通畅，从而起到防治痔疮的作用。

（5）促进钙质吸收。膳食中摄入钙质只有30%被吸收利用，70%被排出体外。水溶性膳食纤维有提高肠道对钙吸收、增加钙平衡和提升骨密度作用。

（6）降低血脂、血糖。有些膳食纤维可以结合体内其他物质，方便一些物质更好地排出体外。果胶可结合胆固醇，木质素可结合胆酸，使其直接从粪便中排出，从而消耗体内的胆固醇，由此降低了体内的胆固醇含量，从而有预防冠心病的作用。

随着科学研究的进展，膳食纤维的功能被逐渐发现。这里再简单介绍几个最近的发现：①改善糖尿病症状。膳食纤维中的果胶可延长食物在肠道内的停留时间、降低葡萄糖的吸收速度，使进餐后血糖不会急剧上升，有利于糖尿病病情的改善。近年来，经学者研究发现，食物纤维具有降低血糖的功效。经实验证明，每日在膳食中加入26克食用玉米麸（含纤维91.2%）或大豆壳（含纤维86.7%），结果在28~30天后，糖耐量有明显改善。因此，糖尿病膳食中长期增加食物纤维，可降低胰岛素需要量，控制进餐后的代谢，可作为糖尿病治疗的一种辅助措施。②改善口腔及牙齿功能。现代人由于食物越来越精，越柔软，使用口腔肌肉牙齿的机会越来越少，因此，牙齿脱落、龋齿出现的情况越来越多。而增加膳食中的纤维素，自然增加了使用口腔肌肉牙齿咀嚼的机会，长期下去，则会使口腔得到保健，功能得以改善。③防治胆结石。胆结石的形成与胆汁胆固醇含量过高有关，由于膳食纤维可结合胆固醇，促进胆汁的分泌、循环，因而可预防胆结石的形成。有人每天给患者增加20~30克的谷皮纤维，一月后即可发现胆结石缩小，这与胆汁流动通畅有关。④预防妇女乳腺癌。据流行病学发现，乳腺癌的发生与膳食中高脂肪、高糖、高肉类及低膳食纤维摄入有关。因为体内过多的脂肪促进某些激素的合成，形成激素之间的不平衡，使乳房内激素水平上升。

四、膳食纤维的摄入

既然膳食纤维有如此多的功效，那么我们每日都应该摄取一定量的膳食纤维。美国 FDA 推荐的每日膳食纤维摄入量为 20~35g，并且，以不可溶性纤维占 70%~75%，可溶性纤维占 25%~30% 为宜。不可溶性纤维来自谷物、粗粮中，可溶性纤维一般存在于蔬菜、水果里，根据其每日推荐摄入量计算，建议每日食用谷物 50~100 克，蔬菜 300~500 克，水果 200~400 克。中国营养学会推荐，一个健康的成年人，每天的纤维素摄入量以 10~30 克为宜，蔬菜中纤维素较多的是韭菜、芹菜、茭白、南瓜、苦瓜、空心菜、黄豆、绿豆等。

增加膳食纤维摄入的途径包括：

（1）早餐多吃高膳食纤维食物：小米、绿豆、燕麦；

（2）多吃全谷类食品：全麦、糙米、玉米；

（3）食品多样化：红薯、蔬菜、水果、木耳、海带、香菇；

（4）水果蔬菜连皮连籽吃：浆果、猕猴桃、无花果；

（5）多吃整果，少喝果汁；

（6）按照食品标签提示，选择高膳食纤维食品。

第十章　各类食物的营养价值

第一节　食物营养价值的评价

一、评价指标

食品营养价值是指某种食品所含营养素和热能满足人体营养需要的程度。通常，食物中所提供营养素的种类和含量越接近人体需要，该食物的营养价值越高。

（1）营养素的种类及含量

营养素的种类及含量越接近人体，营养价值越高。

测量方法：精确测量采用化学分析法、仪器分析法、微生物法、酶分析法

日常生活中通过食物成分表来初步确定。

（2）营养质量指数 INQ：

评价食品营养价值指标 INQ=（某营养素含量 / 该营养素参考摄入量）/（所产生能量 / 能量参考摄入量）

INQ=1，该食物提供营养素能力与提供能量能力相当，为营养质量合格食物

INQ＞1，该食物提供营养素能力大于提供能量的能力，为营养质量合格食物，并特别适合超重和肥胖者。

INQ＜1，该食物提供营养素的供给少于提供能量的能力，为质量不合格食物。

（3）营养素在加工烹调过程中的变化

食物经过合理的加工烹调，可以改善感官性状、有利于消化吸收，但是若

经过不合理的加工烹调，则营养素损失或破坏。

二、食物分类

按食物的来源分类：

（1）动物性食物：禽畜肉类、鱼类、蛋类、奶类、水产品等

（2）植物性食物：谷类、豆类、蔬果类

（3）以动植物食物为原料制取的各种精纯食品和制品，如酒、糖、罐头、油、糕点、饮料等

按颜色分类：

（1）白色食物：如米、面等

（2）绿色食物：如蔬菜、水果等

（3）红色食物：各种肉类

（4）黄色食物：如豆类、薯类等

（5）黑色食物：如各种菌类等

中医认为"药食同源"，不同颜色的食物既可以治疗不同的疾病，也可以保证自身血"质"良好。例如心功能不好的人可多食红色食物；肝功能不好的人可多食绿色食物；脾功能（消化功能）不好的人可多食黄色食物；肺功能不好的人可多食白色食物；肾功能不好的人可多食黑色食物。

红色食物养心，主要指西红柿、红辣椒等。这两种红色食物含有丰富的维生素 C 和维生素 A，能增强人的体力和缓解因工作生活压力造成的疲劳。尤其是番茄红素对心血管具有保护作用，有独特的氧化能力，可保护体内细胞、使脱氧核糖核酸及免疫基因免遭破坏、减少癌变危害、降低胆固醇、防止便秘。

黄色食物养脾，主要指玉米、胡萝卜等。这类黄色食品都含有丰富的胡萝卜素。尤其是玉米是粗粮中的保健佳品，它的纤维含量很高，可以刺激肠蠕动、加速粪便排泄，是降低血脂、治疗便秘、养颜美容、防止肠癌的最佳食物。玉米有利尿降压作用。胡萝卜维生素 A 含量很高，能促进机体正常生长繁殖、防止呼吸道感染、保护视力、有防癌抗癌的作用。注意：酒不能与胡萝卜同时食用，这会造成大量胡萝卜素与酒进入人体，在肝脏产生毒素，导致

肝病。

绿色食物养肝，主要指花菜、芹菜等。这类食品水分含量高达 90%~94%，而且热量较低，对希望减肥的人，它既可填饱肚子，而又不会使人发胖。花菜有白、绿两种。绿色的又叫西兰花，西方人很早就发现了它，称它为"天赋的良药"和"穷人的医生"。长期食用可爽喉开音、润肺止咳。花菜还可减少乳腺癌、肠癌、胃癌的发病率。另外还可以杀死胃中的幽门螺旋杆菌、降低胆固醇、防止血小板凝结成块、减少心脏病和中风病的危险。芹菜含铁量较高，是治疗缺铁性贫血的最佳蔬菜。芹菜含丰富的钾，能降低血压、促进尿酸排泄、软化血管、治疗便秘。因此高血压患者、高血脂患者和高尿酸患者可常服。

白色食物养肺，主要指山药、燕麦片等。山药自古以来被中医视为物美价廉的补虚佳品，它既可作主粮又可作蔬菜。山药含有多种微量元素和消化酶，具有健脾、养胃和助消化的作用，并能保护胃壁，预防胃溃疡、胃炎的发生。燕麦片早期在国外是作为药材使用，近些年，燕麦的好处渐为人知。它含有丰富的维生素 B 和维生素 E，可降低血液中的胆固醇和血糖，可治疗便秘、改善血液循环，是减肥的最佳食品。

黑色食品养肾，主要指黑木耳、茄子等。中医认为黑色食品具有强肾作用。黑木耳含有丰富的卵磷脂、脑磷脂，为清洁血管、软化血管的"清道夫"，每餐吃 5~10 克黑木耳，就能降低血液黏稠度，防止心脑血管疾病。茄子含有大量的铁、钾、维生素 E、维生素 D，可以软化微血管、降低胆固醇、防止小血管出血，对高血压病、动脉硬化、咯血、皮肤瘀血、皮下出血及坏血病有一定的防治作用。另外茄子中含有龙葵素，对癌症有一定的抑制作用。

第二节　谷类食物的营养价值

一、营养价值

谷类食物包括细粮：水稻（大米）、小麦；粗粮/杂粮：玉米、小米、高粱、薯类（包括马铃薯、红薯、木薯等）等。谷类食物是我国人群的主食（占膳食重量百分比多在 50% 以上），能提供热能的 50%~70%；提供一些无机盐、B 族维生素、部分膳食纤维；加工烹调方法对营养素含量影响大。

谷类种子除形态大小不一外，其结构基本相似，均由谷皮、胚乳、胚芽三个主要部分构成，其中谷皮占 13%~15%，胚乳占 83%~87%，胚芽占 2%~3%。谷皮主要由纤维素、半纤维素等组成，含较高灰分；糊粉层介于谷皮与胚乳之间，含较多磷和丰富的 B 族维生素及无机盐，有重要营养意义。在碾磨时易与谷皮同时脱落而混入糠麸中。胚乳是谷类的主要部分，含大量淀粉和一定量的蛋白质（在胚乳周围较高，越向胚乳中心越低）。胚芽位于谷粒的一端，富含脂类、蛋白质、无机盐、B 族维生素和维生素 E，胚芽在加工时因易与胚乳分离而损失。

1. 谷类的营养成分

（1）蛋白质：谷粒外层蛋白质含量高，随着加工精度的提高，蛋白质含量逐渐降低。尤其是赖氨酸（主要存在于糊粉层中）含量更低。

（2）碳水化合物：谷类中碳水化合物含量为 70%~80%，其主要成分为淀粉，有少量纤维素等。

（3）脂肪：谷类脂肪含量一般很低，主要存在于糊粉层和胚芽中。

（4）矿物质：谷类中矿物质含量为 1.5%~3%，大部分存在于谷皮和糊粉层中。主要矿物质是磷和钙，谷类食物含铁少。

（5）维生素：谷类是膳食 B 族维生素，尤其是维生素 B_1、维生素 B_2、维生素 PP、维生素 B_6 的重要来源，谷类一般不含维生素 C。

2. 常见谷物的营养价值及食疗作用

（1）大米：加工精度高的米其蛋白质、脂肪、维生素 B_1、维生素 B_2、维生素 PP 以及矿物质的含量明显低于标准米。

（2）小麦：特制粉中蛋白质、脂肪、维生素 B_1、维生素 B_2、维生素 PP 以及矿物质的含量均低于标准粉。

（3）玉米：其中 50% 以上为亚油酸，还含有谷固醇、卵磷脂、维生素 E 等营养素。具有降低血液中胆固醇，防止高血压、冠心病，防止细胞衰老、脑功能衰退等作用。

（4）黑米：铁含量和钙含量分别为普通大米的 3 倍和 3~5 倍。黑米有补血、健脾、治疗贫血和神经衰弱等功效。

（5）小米：小米的蛋白质、脂肪、钙、磷、铁等含量高于大米，苏氨酸、色氨酸、蛋氨酸含量也高于一般谷类，B族维生素含量较丰富，并含有少量胡萝卜素。具有清热、健胃、安眠、补虚等功效，消化吸收率高。

（6）燕麦：燕麦含有磷脂、胆碱、谷固醇、维生素E、矿物质（钾、钙、镁、铁、锌、锰、硒等），对降低血脂、维护心脑血管健康、延缓衰老都有良好作用，尤其适合于高血压和糖尿病患者食用。

（7）薏苡仁：薏苡仁除含有蛋白质、脂肪、碳水化合物、维生素和矿物质外，具有健脾利湿、清热补肺的功效。

（8）荞麦：荞麦粉的蛋白质生物价高达80，是谷类中最高的。荞麦中还含有丰富的维生素B_1、维生素B_2、维生素PP，钾、镁、铜、铁等矿物质的含量也较高，芦丁能降低血脂和胆固醇，尤其适合于高血压和糖尿病患者食用。

二、加工烹调对食物营养价值的影响

1. 谷类的加工

蛋白质、脂类、无机盐、维生素多分布在谷粒的周围和胚芽内，出米（粉）率低则感官口味好，糊粉层、胚芽损失多则营养素损失多（尤以B族维生素明显）；出米（粉）率高则产品粗糙、感官口味差，纤维素、植酸高，消化率低。

2. 谷类的烹调

淘洗次数、浸泡时间、用水量、烹调温度都会影响水溶性维生素、无机盐损失。其他烹调方式主要对B族维生素有不同程度的影响，少数方式如面食焙烤时，白糖等还原糖与含氨基化合物发生褐变反应，产生褐变物质。

3. 谷类的贮存

贮存前是否进行加工（去壳）、贮存时的含水量、温度、湿度、光线、氧气、微生物、昆虫的品种和数量、贮存时间等都会影响谷类的储存。

第三节 豆类食物的营养价值

一、营养价值

1. 大豆的营养成分

大豆类包括黄豆、黑豆、青豆、褐色豆和双色豆。大豆含有 35%~40% 的蛋白质，是植物性食物中蛋白质含量最高的食物。大豆中含有 15%~20% 的脂肪，不饱和脂肪酸占 85%，其中亚油脂酸最多，高达 50% 以上。此外，大豆油中还含有卵磷脂和维生素 E，又不含胆固醇，属于营养价值较高的油类。此外，大豆还含有丰富的钙、维生素 B_1 和维生素 B_2 等。

影响食欲或营养素的消化吸收的因素包括：蛋白酶抑制剂（Protease Inhibitor，PI）；植酸（Phytic Acid）；植物红细胞凝集素；豆腥味；胀气因子；皂甙和异黄酮。因此，虽然大豆营养价值高，但因存在以上抗营养因子，其蛋白质消化率只有 65%，但通过加工，其消化率明显提高。

2. 豆制品的营养价值

豆制品分为非发酵豆制品和发酵豆制品两种，包括豆浆、豆腐、豆腐干、豆芽。大豆加工成豆制品，不仅除去了大豆中的抗营养因子，而且使其蛋白质结构变疏松，更有利于消化吸收。尤其是发酵豆制品，微生物对某些蛋白质有利消化作用而且氨基酸和维生素 B_2、维生素 B_{12} 含量都有所增加，营养价值更高。

表 10-1 几种豆制品每 100g 中主要营养素含量

	蛋白质（g）	脂肪（g）	碳水（g）	VA（μg）	VB_1（mg）	VB_2（mg）	VC（mg）
豆浆	1.8	0.7	1.1	15	0.02	0.02	0
豆腐	8.1	3.7	4.2	—	0.04	0.03	0
豆豉	24.1	—	36.8	—	0.02	0.09	0
黄豆芽	4.5	1.6	4.5	5	0.04	0.07	8
绿豆芽	2.1	0.1	2.9	3	0.05	0.06	6

3. 其他豆类的营养价值

其他豆类包括豌豆、蚕豆、绿豆、小豆、芸豆。绿豆性寒，清热解毒，消暑利尿，可以治疗和预防咽喉肿痛、小便赤热等。赤豆（红小豆）味甘、酸，性平，具有利水除湿，解热毒、排脓、通乳等功效。蚕豆又称胡豆、罗汉豆。蚕豆中含有毒素，会导致"蚕豆病"。蚕豆病是一种以溶血性贫血为主要特征的疾病，通常加热可破坏其毒性。

二、加工烹调对食物营养价值的影响

（1）加工：豆类经过加工，消化率会有大幅度提高。整粒豆消化率为54%，熟大豆为65.3%，豆浆为84.9%，豆腐为96%。

（2）烹调：加热煮熟会减少抗胰蛋白酶因子。豆类（赖氨酸）与谷类混食可以提高其营养价值，比如传统的豆腐配海带、鱼头烧豆腐。值得注意的是，消化性溃疡、痛风、肾患者不宜多吃。

第四节　蔬菜水果类的营养价值

一、营养价值

蔬菜、水果不仅是某些维生素和矿物质的主要来源，而且含有丰富的碳水化合物、膳食纤维。蔬菜和水果在体内的最终代谢产物呈碱性，是碱性食物。

蔬菜和水果的营养成分包括：

（1）碳水化合物：蔬菜、水果中的碳水化合物包括单糖、淀粉、纤维素和果胶等物质。

（2）维生素：新鲜蔬菜、水果是供给维生素 C、胡萝卜素、核黄素和叶酸的重要来源。

（3）矿物质：含有丰富的钙、磷、镁、铁、钾、钠等矿物质，尤其是钾含量最高。

（4）芳香物质、有机酸和色素：蔬菜、水果中含有各种芳香物质和色素，蔬菜、水果中还含有一些具有特殊生理活性的植物化学物。例如，萝卜中含有淀粉酶，生食时有助消化；大蒜中含有植物杀菌素和含硫化合物，具有抗菌消炎、降低血清胆固醇作用。

蔬菜按其结构及可食部位不同可分为：①叶类；②根茎类；③瓜茄类；④豆荚类；⑤菌藻类。种类不同，所含营养成分的差异也较大。

叶菜类：含有较高的维生素 C、胡萝卜素、维生素 B_2、矿物质（钾、钙、磷、铁）、膳食纤维以及叶酸和胆碱。

根茎类：根茎类的营养价值一般略低于叶菜类，但糖类含量在蔬菜中较高。

瓜茄类：瓜茄类因水分含量高，营养素含量相对较低，尤其是脂肪含量极少。

豆荚类：与其他蔬菜相比，豆荚类的营养素含量相对较高，尤其是胡萝卜素、维生素 B_1、钾、钙、铁、锌、硒、磷的含量均高于其他蔬菜。

菌藻类：菌藻类食物包括食用菌和藻类。食用菌分为人工栽培菌和野生菌两类。菌藻类食物富含蛋白质、膳食纤维、糖类、维生素及矿物质等。

二、加工烹调对食物营养价值的影响

（1）蔬菜中水溶性维生素（尤其是维生素 C）损失与烹调中的洗涤方式、切碎程度、用水量、加热温度、时间有关。尽量先洗后切，急火快炒，现做现吃。

（2）水果以生食为主，不受烹调加热影响。

很多人在生活中爱吃含糖量高的水果，不爱吃蔬菜。那么水果可以代替蔬菜吗？大多数水果含的糖类为葡萄糖、果糖和蔗糖，易造成血糖浓度急剧上升，使人精神不稳定，感到不舒适。而蔬菜中的糖为淀粉，食后血糖浓度波动不大。葡萄糖、果糖、蔗糖进入人体后易转化为脂肪，使人发胖，还使甘油三酯和胆固醇升高，对心血管有害。水果和蔬菜虽都含有维生素 C 和矿物质，但一般水果如苹果、梨、香蕉等所含的维生素和矿物质都比不上蔬菜。

同时，果汁饮品也不能代替水果。果汁中不含纤维素，而水果中含有较多的纤维素；果汁含糖量高，增加热量摄入，而水果保持天然的营养物质，对健康有益；吃水果增加牙的咀嚼力和面部肌肉的活动，增加唾液的分泌，有益于牙的健康和面部的美容。

第五节　畜禽水产品的营养价值

一、畜肉类的营养价值

（1）蛋白质：主要分布在肌肉组织中，含量为10%~20%。畜肉蛋白质含有充足的必需氨基酸，且与人体氨基酸模式很接近，属于优质蛋白。

（2）脂肪：如猪瘦肉中胆固醇为81mg/100g，猪脑为2571mg/100g，猪肝为288 mg/100g，牛瘦肉为58 mg/100g，牛肝为297 mg/100g，牛脑为2447 mg/100g。

（3）碳水化合物：畜肉中碳水化合物含量很低，一般为0.3%~0.9%，以糖原形式存在，主要分布在肌肉和肝中。

（4）矿物质：畜肉矿物质含量为0.8%~1.2%，主要有铁、磷等，钙含量低，其中铁以血红素形式存在，生物利用率高，是饮食铁的良好来源。

（5）维生素：畜肉肌肉组织和内脏中的维生素种类和含量差异较大，肌肉组织中B族维生素较高，内脏中脂溶性维生素较高，如维生素A、维生素D。

二、禽肉类的营养价值

禽肉包括鸡、鸭、鹅、鸽、鹌鹑等的肌肉、内脏及其制品。禽肉营养价值与畜肉相似，其氨基酸组成也与人体氨基酸模式很接近。脂肪含量低，其中含20%亚油酸，易于消化吸收蛋白质占20%。质地较畜肉细嫩。

三、鱼类的营养价值

（1）蛋白质：鱼类中蛋白质含量为15%~25%。赖氨酸、苏氨酸、蛋氨酸含量较高，色氨酸含量较低。其营养价值与畜、禽肉近似。

（2）脂肪：鱼类的脂肪含量随鱼的种类不同差别很大，通常为1%~3%。

（3）矿物质：鱼类矿物质含量比畜肉高，为1%~2%，尤其是钙、锌、镁、硒含量丰富，如虾皮中钙含量高达1000mg/100g。海产鱼类还含有丰富的碘。

（4）维生素：鱼肝中含有丰富的维生素 A 和维生素 D，鱼类肌肉中含有较高的维生素 B_2，如黄鳝含维生素 B_2 为2.08mg/100g。但某些生鱼中含有维生素 B_1 酶，可破坏维生素 B_1，所以应避免生食并彻底加热以破坏此酶。

第六节　奶及奶制品的营养价值

一、奶的营养价值

奶营养丰富，含水、脂肪、蛋白质、乳糖、矿物质、维生素等多种营养素。

（1）蛋白质：牛奶中蛋白质含量为3.0%，以酪蛋白为主（占79.6%），另外还有11.5%的乳清蛋白和3.3%的乳球蛋白（乳球蛋白与机体免疫有关）。牛奶蛋白质的消化吸收率为87%~89%，生物价85，仅次于蛋类，属优质蛋白。酪蛋白与乳清蛋白的构成比和人奶相反。

（2）脂肪：乳脂肪含量为3.0%，均匀分散在牛奶中，易于消化，吸收率高达97%，乳脂肪中油酸含量为30%，亚油酸含量为5.3%，亚麻酸含量为2.1%，此外还含有少量卵磷脂、胆固醇。

（3）碳水化合物：牛奶中碳水化合物主要是乳糖，其含量为4.6%~4.7%，比人乳（7.0%~7.86%）少。

（4）矿物质：牛奶中矿物质含量为0.7%~0.75%，尤其是钙、磷、钾含量很高。100ml 牛奶中含120mg 钙。

（5）维生素：牛奶中含有人体所需的各种维生素。

二、奶制品的分类简介

（1）巴氏杀菌乳：巴氏杀菌乳又称消毒乳，巴氏杀菌乳常常强化维生素 D 和维生素 B_1 等营养素。

（2）奶粉：全脂奶粉、脱脂奶粉、加糖奶粉、调制奶粉。

（3）酸奶：是将牛奶杀菌后经调配，接种乳酸菌发酵而成。

（4）炼乳：炼乳是一种浓缩乳，其中以甜炼乳和淡乳最常见。

（5）奶油：奶油是将牛奶中的脂肪分离所得，脂肪含量为 80%~83%，主要用于佐餐和面包、糕点制作。

第七节 蛋类的营养价值

蛋类的结构基本相似，主要由蛋壳、蛋清和蛋黄三部分构成。以鸡蛋为例，整蛋重量约为 50g，其中蛋壳占 11%，蛋清占 57%，蛋黄占 32%。

蛋的营养价值：

（1）蛋白质含有 12.8%，含人体所需的各种必需氨基酸，是理想的天然优质蛋白；碳水化合物含有 1.3%。

（2）脂肪含有 11%~15%，集中在蛋黄，还含有丰富的卵磷脂和较高的胆固醇。

（3）矿物质含有 1%，铁、磷、钙等矿物质和维生素 A、D、B_1、B_2 等集中在蛋黄；维生素方面，含有维生素 A、维生素 D、维生素 B_1、维生素 B_2 等。

蛋类烹调方法很多，有炒、煎、蒸和水煮蛋等。蛋类经过烹调处理后，有利于消化吸收和利用。但在烹调过程中，营养素会受到破坏，特别是维生素 B_1、B_2 损失最多。生蛋清中存在抗生物素和抗胰蛋白酶，不能生吃。

皮蛋在制作过程中 B 族维生素会被破坏，其他营养素含量不变。应选择无铅皮蛋，以防铅摄入过多而对人体健康造成不良影响，尤其影响小儿智力发育。咸蛋的盐含量较高，应少吃，尤其高血压和患有肾病者。

第八节 其他食物的营养价值

（1）食糖：糖是一大类物质。食用糖多是用含糖量高的植物如甘蔗、甜菜的榨汁经过滤、熬制而得，可做多种食品的原料。食糖分解后生成葡萄糖和果糖。

食糖在食品业主要用于生产糖果和甜食糕点、饮料。糖在人体吸收很快，摄入糖分一旦超过需要量，就能诱发糖代谢失衡，或在体内转化为脂肪储存起来，使人发胖，血糖和血脂增高，可诱发中老年人心血管疾病和代谢性疾病。

（2）食用油：食用油有植物油和动物油两类。植物油来自于含油脂高的植物种子，如大豆、花生、油菜籽、棉籽、玉米胚芽、葵花籽、芝麻、橄榄核等。动物油则取自于动物脂肪组织，如猪、羊、牛、鱼、家禽等的脂肪，经熬制精炼而得。奶油则是奶中分离而制得的。

花生油：色淡黄透明，具有花生的香味。含80%以上的不饱和脂肪酸，除含19.9%的饱和脂肪酸外，还含有磷脂、维生素E、胆碱等营养成分，具有降低血中胆固醇含量、保护血管壁、防止血栓形成等功效，有利于防止动脉硬化和冠心病。

豆油：色泽深黄，有豆腥味。富含亚油酸（50%~60%）、亚麻酸（5%~9%），还含有维生素E和卵磷脂。后者是生物膜、脑和神经髓鞘的主要成分，对维护脑和神经组织的正常功能具有重要意义。豆油对降低血中胆固醇、防止动脉粥样硬化也有良好作用。

菜籽油：色泽金黄至棕黄，略有刺激味。除含亚油酸（12%~24%）和亚麻酸（1%~10%）等不饱和脂肪酸和部分饱和脂肪酸之外，还含有较多的芥酸（30%~55%）。由于菜籽油中脂肪酸组成不平衡，它的营养价值低于其他油脂。

芝麻油：含有35%油酸，37.7%~48.4%亚油酸，维生素E和芝麻醇，营养价值高。

玉米油：含有较多的亚油酸和维生素E，可防止动脉硬化、冠心病、高血压、脂肪肝、肥胖症等。

麦胚油：含抗疲劳有效成分，可提高人体反应的灵感度，增强人的耐力，用于脑力劳动者和运动员。

橄榄油：含 65%~86% 油酸和 4%~15% 亚油酸，可防止心血管疾病。

（3）食盐：食盐是重要的调味品，它也提供人体重要的钠离子，是无机的营养物质。食盐是以海水、咸水、湖水和盐岩矿为原料精制纯化而得的氯化钠的晶体。

食盐的钠离子参与人体的水盐代谢，对维持细胞的渗透压起着重要的作用，还使神经、肌肉细胞的传导和收缩机能发挥正常功能。人体如果缺少了食盐，很多生理功能就不能正常发挥，从而导致各种疾病。

（4）酒类：酒类也称酒精性饮料，是饮料中的一大类。酒的名称和品种繁多，总的说来，从制备方法上分，大致有酿造酒、蒸馏酒和配制酒三大类，还可分为中式和西式两大类。

中式的饮料酒有黄酒、果酒、露酒、啤酒、白酒等；西式的有白兰地、威士忌、伏特加、朗姆酒、金酒（又称杜松子酒）、开胃酒、消化酒、鸡尾酒等。

（5）茶叶：可分为红茶、绿茶、花茶、青茶、黑茶、白茶六大类。含有蛋白质、脂肪、糖、维生素 B_1、维生素 B_2、维生素 B_3、维生素 C、维生素 E、胡萝卜素、矿物质、茶多酚、咖啡因、黄酮、儿茶素等成分。

（6）干果：果品有鲜果和干果之分。鲜果即水果，它有着鲜艳的色泽，浓郁的果香，甜美的味道。干果即常说的硬果、坚果类。水果的营养成分和营养价值与蔬菜相似，是人体维生素和无机盐的重要来源之一。坚果的营养成分丰富，是不可多得的高营养物质。

第十一章　食品污染

第一节　食品污染的定义和分类

一、食品污染的定义

食品污染是指人们吃的各种食品，如粮食、水果、蔬菜、鱼、肉、蛋等，在生产、包装、运输、储存、销售、烹调过程中，受到有害物质的污染后使食品的营养性、感官性和安全性发生了不利于健康的改变过程。食品污染会引起食品的腐败变质，对人的健康有很大的危害。

有些有毒有害物质还可能来自于环境污染、农药残留及食品添加剂使用不当等。食品自身也会发生腐败变质，食品发生腐败变质与食品本身的状况、细菌的种类和数量，以及食品所处的环境等因素有着密切的关系。例如，肉及肉制品、鲜鱼贝类、禽蛋类、牛乳和蔬菜等食品产生异味和性状改变，多为假单孢菌污染；粮食发酵、水果腐败、饮料变酸，多为醋酸杆菌污染；咸菜长毛发黏呈丝状现象、牛乳凝固、面包或馒头出现斑点或斑纹、肉类表面产生黏液并有异味，多为芽孢杆菌污染；肉类罐头变质胀罐，多为芽孢杆菌污染。一般来说，含营养成分、水分较多的食品，细菌容易繁殖；含水分少的食品，菌类和酵母则容易繁殖。食品中污染的微生物能否生长，还要看环境条件，如温度、湿度、氧气、阳光等。在有氧的环境中，微生物进行有氧呼吸，生长、代谢速度快，食品变质速度也快。如食品未经包装，空气中的湿度大就很容易腐败变质。特别是夏天，食物保存不当很容易腐败变质。

二、食品污染的分类

根据污染物的性质，食品污染可分为生物性污染、化学性污染和物理性污染。

（1）生物性污染是指有害的病毒、细菌、真菌以及寄生虫污染。属于微生物的细菌、真菌是人的肉眼看不见的，鸡蛋变臭、蔬菜烂掉，主要是细菌和真菌在起作用。

细菌有很多种类，有些细菌如变形杆菌、黄色杆菌、肠杆菌可以直接污染动物性食品，也能通过工具、容器、洗涤水等途径污染动物性食品，使食品腐败变质。

真菌的种类很多，有五万多种，最早为人类服务的霉菌，就是真菌的一种。现在，人们吃的腐乳、酱制品都离不开霉菌。但其中百余种菌株会产生毒素，毒素最强的是黄曲霉毒素。食品被这种毒素污染以后会引起动物原发性肝癌。据调查，食物中黄曲霉毒素最高的地区，肝癌发病率是其他地区的几十倍。

（2）化学性污染是由有害有毒的化学物质污染食品引起的。各种农药是造成食品化学性污染的一大来源，还有含铅、镉、汞、硝基化合物等有害物质的工业废水、废气及废渣；食用色素、防腐剂、发色剂、甜味剂、固化剂、抗氧化剂等食品添加剂；食品包装用的塑料、纸张、金属容器等。如用废报纸、费杂志包装食品，这些纸张中含有的多氯联苯就会通过食物进入人体，从而引起病症。有资料证明，在河水、海水、水生物、土壤、大气、野生动植物以及人乳、脂肪，甚至南极的企鹅、北冰洋的鲸体内，都发现了多氯联苯的踪迹。食品在加工过程中，加入一些食用色素可保持鲜艳色泽，但是有些人工合成色素则具有毒性。

（3）物理性污染，主要是放射性污染。放射性元素的原子核在衰变过程放出 α、β、γ 射线的现象，俗称放射性。由放射性物质所造成的污染，叫放射性污染。放射性污染的来源有：原子能工业排放的放射性废物，核武器试验的沉降物以及医疗、科研排出的含有放射性物质的废水、废气、废渣等。环境中的放射性物质可以由多种途径进入人体，他们发出的射线会破坏机体内的大分子结构，甚至直接破坏细胞和组织结构，给人体造成损伤。高强度辐射会灼伤皮肤，引发白血病和各种癌症，破坏人的生殖功能，严重的能在短期内致死。少量累积照射会引起慢性放射病，使造血器官、心血管系统、内分泌系统和神经系统等受到损害，发病过程往往延续几年，有可能不止几十年。

第二节 生物性污染

一、生物性污染的分类

（1）细菌性污染。这是涉及面最广、影响最大、问题最多的一种污染，大部分食品卫生问题是由于生物因素引起的。生物性污染最主要的是致病性细菌问题，主要包括沙门氏菌、金黄色葡萄球菌、肉毒杆菌、大肠杆菌O157、李斯特菌等。

（2）真菌毒素污染。真菌广泛存在于自然界中，其产生的毒素致病性强，此外真菌还广泛用于食品工业，新菌种的使用、菌种的变异、已使用的菌种是否产毒等问题，都应引起重视，如黄曲霉可产生黄曲霉毒素，米曲霉可产生3-硝基丙酸、曲酸、圆弧偶氮酸等。

（3）病毒性污染。从1995年到2000年10月，英国已经确定的与疯牛病感染有关的"新变异型克雅氏病"有70余例，备受全球关注的疯牛病及其引发的后果的控制，还有大量工作要做。

（4）寄生虫。生吃水产品甚至一些其他动物肉类的行为在部分地区较普遍，使人们患寄生虫病的危险性大为增加，部分地区的食物源性寄生虫发病率也逐年增加。

二、生物性污染的危害

食品的细菌污染指标主要有菌落总数、大肠菌群和致病菌等。

常见的易污染食品的细菌有假单胞菌、微球菌和葡萄球菌、芽孢杆菌与芽孢梭菌、肠杆菌、弧菌和黄杆菌、嗜盐杆菌、乳杆菌等。肉、鱼、蛋和奶等动物性食品易被致病菌及其毒素所污染，导致食用者发生细菌性食物中毒和人畜共患的传染病。致病菌主要来自患者、带菌者、病畜和病禽等。致病菌及其毒素可通过空气、土壤、水、食具、患者的手或排泄物污染食品。

食品受到细菌，特别是致病菌污染时，不仅引起腐败变质，更重要的是能引起食物中毒。引起食物中毒的细菌有沙门氏菌、葡萄球菌、肉毒梭状芽孢杆菌、蜡状芽孢杆菌、致病性大肠杆菌、结肠炎耶贰森菌、副溶血性弧菌和李斯特菌等。被致病菌及其毒素污染的食品，特别是动物性食品，如食用前未经必要的加热处理，会引起沙门氏菌或金黄色葡萄球菌毒素等细菌性食物中毒。食用被污染的食品，还可引起炭疽、结核和布氏杆菌病等传染病。

污染食品的寄生虫主要有绦虫、旋毛虫、中华枝睾吸虫和蛔虫等。污染源主要是患者、病畜和水生物。污染物一般是通过患者或病畜的粪便污染水源或土壤，然后使家畜、鱼类和蔬菜受到感染或污染。

粮食和各种食品的贮存条件不良，容易滋生各种仓储害虫。例如，粮食中的甲虫类、蛾类和螨类，鱼、肉、酱或咸菜中的蝇蛆以及咸鱼中的干酪蝇幼虫等。枣、栗、饼干和点心等含糖较多的食品特别容易受到虫害的侵害。昆虫污染可使大量食品遭到破坏，从而影响食品的品质和营养价值。

第三节　化学性污染

一、化学性污染的分类

（1）农药污染。随着高效、低毒、低残留农药的研制和一些高毒高残留农药禁止使用，农药在食品中的残留问题也将得到改善，但由于有机氯类农药的特点，今后一段时间内这类农药的污染问题仍不可忽视。此外，兽药和植物激素在食品中的残留成为食品污染的新焦点。

（2）重金属污染。随着环保意识的提高及对环境污染的控制，重金属污染问题虽然得到逐步改善，但在短时间内使食品中的重金属污染降至先进水平，还需进一步努力。

（3）其他化学物污染。目前，直接应用于食品的化学物质（如食品添加剂）以及间接与食品接触的化学物质（如农药及污染物）日益增多。全球销售的化学物质已达5万多种，其中食品添加剂估计有上千种。人类长期接触这些化学物质后可能引起毒性（包括致畸、致癌等）反应。由于材料工业的迅速发展，食品容器、包装材料带来的食品污染问题也应引起重视。

二、化学性污染的危害

种植业和养殖业的源头污染对食品安全的威胁越来越严重，滥用或不当使用农药、化肥、兽药以及饲料添加剂等，致使农产品药物残留及有害物质超标，也已成为导致食品不安全的重要因素。如黄瓜没有了过去的清香，西红柿失去了往日的甜美，大棚蔬菜和反季节果蔬繁荣了市场，但因生长期短，营养和口感会有损失。有的农民为抢销售期，大量使用化肥、激素、农药，导致农产品超常生长。

化学污染物可引起急性中毒，长期低剂量接触也可对人体造成慢性健康危害，如由镉和汞污染造成的疾病等。污染食品含有少量有害物质时，一次食入一般不会引起危害，但若长期反复摄入，则可造成慢性中毒，例如，摄入残留有机汞农药的粮食数月后，会出现全身乏力、尿汞含量增高等症状。

第四节　食品污染的防治

一、针对生物性污染

（1）清除污染源，控制细菌在食品中的增殖条件并进行合理的杀菌消毒，规定食品中细菌数量限制标准。加强兽医卫生监测，如严格执行屠宰牲畜的宰前宰后检验规程，对肉严格按肉检规程处理，严禁销售未经兽医检验的肉品及病死畜禽肉。屠宰场、奶场、禽类养殖场，以及肉、奶、蛋的加工、销售单位必须符合食品卫生法及有关食品卫生法规条例的要求，方可生产经营。驱绦灭囊，避免将人粪为动物、鱼类所食。有机肥腐熟后才能作蔬菜肥料。

（2）加强食品检验，对染有寄生虫的肉、鱼类要按国家卫生法规处理；提倡肉、鱼类煮熟烧透，蔬菜类要仔细清洗，尽量不生吃蔬菜或至少要经过沸水烫过。

（3）预防作物的真菌病害。粮油和发酵食品企业在仓储、加工、运输中要减少真菌污染。

（4）对产品进行检验并对照国家食品卫生标准进行处理；保持环境适宜的温湿度，防止食品霉变产毒。

（5）对轻微污染的食品也可进行恰当的去毒处理。

二、针对化学性污染

（1）选用高效低毒低残留农药品种；农业部门应颁布农药的安全使用规则（品种、用量、剂型、对象、施药安全期等）；规定食品中允许残留量限度等。

（2）严格限制工业"三废"排放；加强食品企业生产经营的卫生监督管理，控制机具、容器、原材料的质量，杜绝可能的污染来源；规定各种食品的金属毒物允许含量标准，并进行经常性检测。按照国家标准选用安全材质，经过有害成分溶出试验和限制有害成分在食品中含量，是预防容器、包装材料和涂料污染食品的基本措施。少吃或不吃烟熏、油炸、盐腌及毒变食品。

三、食品污染的防制措施

防止食品污染，不仅要注意饮食卫生，还要从各个细节着手。只有这样，才能从根本上解决问题。

（1）开展卫生宣传教育。

（2）食品生产经营单位要全面贯彻执行食品卫生法律和国家卫生标准。

（3）食品卫生监督机构要加强食品卫生监督，把住食品生产、出厂、出售、出口、进口等卫生质量关。

（4）加强农药管理。

（5）灾区要特别加强食品运输、贮存过程中的管理，防止各种食品意外污染事故的发生。

附录1 中华人民共和国食品安全法

（2009 年 2 月 28 日第十一届全国人民代表大会常务委员会第七次会议通过
2015 年 4 月 24 日第十二届全国人民代表大会常务委员会第十四次会议修订）

目录

第一章 总则

第一条 为了保证食品安全，保障公众身体健康和生命安全，制定本法。

第二条 在中华人民共和国境内从事下列活动，应当遵守本法：

（一）食品生产和加工（以下称食品生产），食品销售和餐饮服务（以下称食品经营）；

（二）食品添加剂的生产经营；

（三）用于食品的包装材料、容器、洗涤剂、消毒剂和用于食品生产经营的工具、设备（以下称食品相关产品）的生产经营；

（四）食品生产经营者使用食品添加剂、食品相关产品；

（五）食品的贮存和运输；

（六）对食品、食品添加剂、食品相关产品的安全管理。

供食用的源于农业的初级产品（以下称食用农产品）的质量安全管理，遵守《中华人民共和国农产品质量安全法》的规定。但是，食用农产品的市场销售、有关质量安全标准的制定、有关安全信息的公布和本法对农业投入品作出规定的，应当遵守本法的规定。

第三条 食品安全工作实行预防为主、风险管理、全程控制、社会共治，建立科学、严格的监督管理制度。

第四条 食品生产经营者对其生产经营食品的安全负责。

食品生产经营者应当依照法律、法规和食品安全标准从事生产经营活动，保证食品安全，诚信自律，对社会和公众负责，接受社会监督，承担社会责任。

第五条 国务院设立食品安全委员会，其职责由国务院规定。

国务院食品药品监督管理部门依照本法和国务院规定的职责，对食品生产经营活动实施监督管理。

国务院卫生行政部门依照本法和国务院规定的职责，组织开展食品安全风险监测和风险评估，会同国务院食品药品监督管理部门制定并公布食品安全国家标准。

国务院其他有关部门依照本法和国务院规定的职责，承担有关食品安全工作。

第六条 县级以上地方人民政府对本行政区域的食品安全监督管理工作负责，统一领导、组织、协调本行政区域的食品安全监督管理工作以及食品安全突发事件应对工作，建立健全食品安全全程监督管理工作机制和信息共享机制。

县级以上地方人民政府依照本法和国务院的规定，确定本级食品药品监督管理、卫生行政部门和其他有关部门的职责。有关部门在各自职责范围内负责本行政区域的食品安全监督管理工作。

县级人民政府食品药品监督管理部门可以在乡镇或者特定区域设立派出机构。

第七条　县级以上地方人民政府实行食品安全监督管理责任制。上级人民政府负责对下一级人民政府的食品安全监督管理工作进行评议、考核。县级以上地方人民政府负责对本级食品药品监督管理部门和其他有关部门的食品安全监督管理工作进行评议、考核。

第八条　县级以上人民政府应当将食品安全工作纳入本级国民经济和社会发展规划，将食品安全工作经费列入本级政府财政预算，加强食品安全监督管理能力建设，为食品安全工作提供保障。

县级以上人民政府食品药品监督管理部门和其他有关部门应当加强沟通、密切配合，按照各自职责分工，依法行使职权，承担责任。

第九条　食品行业协会应当加强行业自律，按照章程建立健全行业规范和奖惩机制，提供食品安全信息、技术等服务，引导和督促食品生产经营者依法生产经营，推动行业诚信建设，宣传、普及食品安全知识。

消费者协会和其他消费者组织对违反本法规定，损害消费者合法权益的行为，依法进行社会监督。

第十条　各级人民政府应当加强食品安全的宣传教育，普及食品安全知识，鼓励社会组织、基层群众性自治组织、食品生产经营者开展食品安全法律、法规以及食品安全标准和知识的普及工作，倡导健康的饮食方式，增强消费者食品安全意识和自我保护能力。

新闻媒体应当开展食品安全法律、法规以及食品安全标准和知识的公益宣传，并对食品安全违法行为进行舆论监督。有关食品安全的宣传报道应当真实、公正。

第十一条　国家鼓励和支持开展与食品安全有关的基础研究、应用研究，鼓励和支持食品生产经营者为提高食品安全水平采用先进技术和先进管理规范。

国家对农药的使用实行严格的管理制度，加快淘汰剧毒、高毒、高残留农药，推动替代产品的研发和应用，鼓励使用高效低毒低残留农药。

第十二条　任何组织或者个人有权举报食品安全违法行为，依法向有关部门了解食品安全信息，对食品安全监督管理工作提出意见和建议。

第十三条　对在食品安全工作中做出突出贡献的单位和个人，按照国家有关规定给予表彰、奖励。

第二章　食品安全风险监测和评估

第十四条　国家建立食品安全风险监测制度，对食源性疾病、食品污染以及食品中的有害因素进行监测。

国务院卫生行政部门会同国务院食品药品监督管理、质量监督等部门，制定、实施国家食品安全风险监测计划。

国务院食品药品监督管理部门和其他有关部门获知有关食品安全风险信息后，应当立即核实并向国务院卫生行政部门通报。对有关部门通报的食品安全风险信息以及医疗机构报告的食源性疾病等有关疾病信息，国务院卫生行政部门应当会同国务院有关部门分析研究，认为必要的，及时调整国家食品安全风险监测计划。

省、自治区、直辖市人民政府卫生行政部门会同同级食品药品监督管理、质量监督等部门，根据国家食品安全风险监测计划，结合本行政区域的具体情况，制定、调整本行政区域的食品安全风险监测方案，报国务院卫生行政部门备案并实施。

第十五条　承担食品安全风险监测工作的技术机构应当根据食品安全风险监测计划和监测方案开展监测工作，保证监测数据真实、准确，并按照食品安全风险监测计划和监测方案的要求报送监测数据和分析结果。

食品安全风险监测工作人员有权进入相关食用农产品种植养殖、食品生产经营场所采集样品、收集相关数据。采集样品应当按照市场价格支付费用。

第十六条　食品安全风险监测结果表明可能存在食品安全隐患的，县级以上人民政府卫生行政部门应当及时将相关信息通报同级食品药品监督管理等部门，并报告本级人民政府和上级人民政府卫生行政部门。食品药品监督管理等部门应当组织开展进一步调查。

第十七条　国家建立食品安全风险评估制度，运用科学方法，根据食品安全风险监测信息、科学数据以及有关信息，对食品、食品添加剂、食品相关产品中生物性、化学性和物理性危害因素进行风险评估。

国务院卫生行政部门负责组织食品安全风险评估工作，成立由医学、农业、食品、营养、生物、环境等方面的专家组成的食品安全风险评估专家委员会进行食品安全风险评估。食品安全风险评估结果由国务院卫生行政部门公布。

对农药、肥料、兽药、饲料和饲料添加剂等的安全性评估，应当有食品安全风险评估专家委员会的专家参加。

食品安全风险评估不得向生产经营者收取费用，采集样品应当按照市场价格支付费用。

第十八条　有下列情形之一的，应当进行食品安全风险评估：

（一）通过食品安全风险监测或者接到举报发现食品、食品添加剂、食品相关产品可能存在安全隐患的；

（二）为制定或者修订食品安全国家标准提供科学依据需要进行风险评估的；

（三）为确定监督管理的重点领域、重点品种需要进行风险评估的；

（四）发现新的可能危害食品安全因素的；

（五）需要判断某一因素是否构成食品安全隐患的；

（六）国务院卫生行政部门认为需要进行风险评估的其他情形。

第十九条　国务院食品药品监督管理、质量监督、农业行政等部门在监督管理工作中发现需要进行食品安全风险评估的，应当向国务院卫生行政部门提出食品安全风险评估的建议，并提供风险来源、相关检验数据和结论等信息、资料。属于本法第十八条规定情形的，国务院卫生行政部门应当及时进行食品安全风险评估，并向国务院有关部门通报评估结果。

第二十条　省级以上人民政府卫生行政、农业行政部门应当及时相互通报食品、食用农产品安全风险监测信息。

国务院卫生行政、农业行政部门应当及时相互通报食品、食用农产品安全风险评估结果等信息。

第二十一条　食品安全风险评估结果是制定、修订食品安全标准和实施食品安全监督管理的科学依据。

经食品安全风险评估，得出食品、食品添加剂、食品相关产品不安全结论的，国务院食品药品监督管理、质量监督等部门应当依据各自职责立即向社会公告，告知消费者停止食用或者使用，并采取相应措施，确保该食品、食品添加剂、食品相关产品停止生产经营；需要制定、修订相关食品安全国家标准的，国务院卫生行政部门应当会同国务院食品药品监督管理部门立即制定、修订。

第二十二条　国务院食品药品监督管理部门应当会同国务院有关部门，根据食品安全风险评估结果、食品安全监督管理信息，对食品安全状况进行综合分析。对经综合分析表明可能具有较高程度安全风险的食品，国务院食品药品监督管理部门应当及时提出食品安全风险警示，并向社会公布。

第二十三条　县级以上人民政府食品药品监督管理部门和其他有关部门、食品安全风险评估专家委员会及其技术机构，应当按照科学、客观、及时、公开的原则，组织食品生产经营者、食品检验机构、认证机构、食品行业协会、消费者协会以及新闻媒体等，就食品安全风险评估信息和食品安全监督管理信息进行交流沟通。

第三章　食品安全标准

第二十四条　制定食品安全标准，应当以保障公众身体健康为宗旨，做到科学合理、安全可靠。

第二十五条　食品安全标准是强制执行的标准。除食品安全标准外，不得制定其他食品强制性标准。

第二十六条　食品安全标准应当包括下列内容：

（一）食品、食品添加剂、食品相关产品中的致病性微生物，农药残留、兽药残留、生物毒素、重金属等污染物质以及其他危害人体健康物质的限量规定；

（二）食品添加剂的品种、使用范围、用量；

（三）专供婴幼儿和其他特定人群的主辅食品的营养成分要求；

（四）对与卫生、营养等食品安全要求有关的标签、标志、说明书的要求；

（五）食品生产经营过程的卫生要求；

（六）与食品安全有关的质量要求；

（七）与食品安全有关的食品检验方法与规程；

（八）其他需要制定为食品安全标准的内容。

第二十七条 食品安全国家标准由国务院卫生行政部门会同国务院食品药品监督管理部门制定、公布，国务院标准化行政部门提供国家标准编号。

食品中农药残留、兽药残留的限量规定及其检验方法与规程由国务院卫生行政部门、国务院农业行政部门会同国务院食品药品监督管理部门制定。

屠宰畜、禽的检验规程由国务院农业行政部门会同国务院卫生行政部门制定。

第二十八条 制定食品安全国家标准，应当依据食品安全风险评估结果并充分考虑食用农产品安全风险评估结果，参照相关的国际标准和国际食品安全风险评估结果，并将食品安全国家标准草案向社会公布，广泛听取食品生产经营者、消费者、有关部门等方面的意见。

食品安全国家标准应当经国务院卫生行政部门组织的食品安全国家标准审评委员会审查通过。食品安全国家标准审评委员会由医学、农业、食品、营养、生物、环境等方面的专家以及国务院有关部门、食品行业协会、消费者协会的代表组成，对食品安全国家标准草案的科学性和实用性等进行审查。

第二十九条 对地方特色食品，没有食品安全国家标准的，省、自治区、直辖市人民政府卫生行政部门可以制定并公布食品安全地方标准，报国务院卫生行政部门备案。食品安全国家标准制定后，该地方标准即行废止。

第三十条 国家鼓励食品生产企业制定严于食品安全国家标准或者地方标准的企业标准，在本企业适用，并报省、自治区、直辖市人民政府卫生行政部门备案。

第三十一条 省级以上人民政府卫生行政部门应当在其网站上公布制定和备案的食品安全国家标准、地方标准和企业标准，供公众免费查阅、下载。

对食品安全标准执行过程中的问题，县级以上人民政府卫生行政部门应当会同有关部门及时给予指导、解答。

第三十二条 省级以上人民政府卫生行政部门应当会同同级食品药品监督管理、质量监督、农业行政等部门，分别对食品安全国家标准和地方标准的执行情况进行跟踪评价，并根据评价结果及时修订食品安全标准。

省级以上人民政府食品药品监督管理、质量监督、农业行政等部门应当对食品安全标准执行中存在的问题进行收集、汇总，并及时向同级卫生行政部门通报。

食品生产经营者、食品行业协会发现食品安全标准在执行中存在问题的，应当立即向卫生行政部门报告。

第四章　食品生产经营

第一节　一般规定

第三十三条 食品生产经营应当符合食品安全标准，并符合下列要求：

（一）具有与生产经营的食品品种、数量相适应的食品原料处理和食品加工、包装、贮存等场所，保持该场所环境整洁，并与有毒、有害场所以及其他污染源保持规定的距离；

（二）具有与生产经营的食品品种、数量相适应的生产经营设备或者设施，有相应的消毒、更衣、盥洗、采光、照明、通风、防腐、防尘、防蝇、防鼠、防虫、洗涤以及处理废水、存放垃圾和废弃物的设备或者设施；

（三）有专职或者兼职的食品安全专业技术人员、食品安全管理人员和保证食品安全的规章制度；

（四）具有合理的设备布局和工艺流程，防止待加工食品与直接入口食品、原料与成品交叉污染，避免食品接触有毒物、不洁物；

（五）餐具、饮具和盛放直接入口食品的容器，使用前应当洗净、消毒，炊具、用具用后应当洗净，保持清洁；

（六）贮存、运输和装卸食品的容器、工具和设备应当安全、无害，保持清洁，防止食品污染，并符合保证食品安全所需的温度、湿度等特殊要求，不得将食品与有毒、有害物品一同贮存、运输；

（七）直接入口的食品应当使用无毒、清洁的包装材料、餐具、饮具和容器；

（八）食品生产经营人员应当保持个人卫生，生产经营食品时，应当将手洗净，穿戴清洁的工作衣、帽等；销售无包装的直接入口食品时，应当使用无毒、清洁的容器、售货工具和设备；

（九）用水应当符合国家规定的生活饮用水卫生标准；

（十）使用的洗涤剂、消毒剂应当对人体安全、无害；

（十一）法律、法规规定的其他要求。

非食品生产经营者从事食品贮存、运输和装卸的，应当符合前款第六项的规定。

第三十四条　禁止生产经营下列食品、食品添加剂、食品相关产品：

（一）用非食品原料生产的食品或者添加食品添加剂以外的化学物质和其他可能危害人体健康物质的食品，或者用回收食品作为原料生产的食品；

（二）致病性微生物，农药残留、兽药残留、生物毒素、重金属等污染物质以及其他危害人体健康的物质含量超过食品安全标准限量的食品、食品添加剂、食品相关产品；

（三）用超过保质期的食品原料、食品添加剂生产的食品、食品添加剂；

（四）超范围、超限量使用食品添加剂的食品；

（五）营养成分不符合食品安全标准的专供婴幼儿和其他特定人群的主辅食品；

（六）腐败变质、油脂酸败、霉变生虫、污秽不洁、混有异物、掺假掺杂或者感官性状异常的食品、食品添加剂；

（七）病死、毒死或者死因不明的禽、畜、兽、水产动物肉类及其制品；

（八）未按规定进行检疫或者检疫不合格的肉类，或者未经检验或者检验不合格的肉类制品；

（九）被包装材料、容器、运输工具等污染的食品、食品添加剂；

（十）标注虚假生产日期、保质期或者超过保质期的食品、食品添加剂；

（十一）无标签的预包装食品、食品添加剂；

（十二）国家为防病等特殊需要明令禁止生产经营的食品；

（十三）其他不符合法律、法规或者食品安全标准的食品、食品添加剂、食品相关产品。

第三十五条　国家对食品生产经营实行许可制度。从事食品生产、食品销售、餐饮服务，应当依法取得许可。但是，销售食用农产品，不需要取得许可。

县级以上地方人民政府食品药品监督管理部门应当依照《中华人民共和国行政许可法》的规定，审核申请人提交的本法第三十三条第一款第一项至第四项规定要求的相关资料，必要时对申请人的生产经营场所进行现场核查；对符合规定条件的，准予许可；对不符合规定条件的，不予许可并书面说明理由。

第三十六条　食品生产加工小作坊和食品摊贩等从事食品生产经营活动，应当符合本法规定的与其生产经营规模、条件相适应的食品安全要求，保证所生产经营的食品卫生、无毒、无害，食品药品监督管理部门应当对其加强监督管理。

县级以上地方人民政府应当对食品生产加工小作坊、食品摊贩等进行综合治理，加强服务和统一规划，改善其生产经营环境，鼓励和支持其改进生产经营条件，进入集中交易市场、店铺等固定场所经营，或者在指定的临时经营区域、时段经营。

食品生产加工小作坊和食品摊贩等的具体管理办法由省、自治区、直辖市制定。

第三十七条　利用新的食品原料生产食品，或者生产食品添加剂新品种、食品相关产品新品种，应当向国务院卫生行政部门提交相关产品的安全性评估材料。国务院卫生行政部门应当自收到申请之日起六十日内组织审查；对符合食品安全要求的，准予许可并公布；对不符合食品安全要求的，不予许可并书面说明理由。

第三十八条　生产经营的食品中不得添加药品，但是可以添加按照传统既是食品又是中药材的物质。按照传统既是食品又是中药材的物质目录由国务院卫生行政部门会同国务院食品药品监督管理部门制定、公布。

第三十九条　国家对食品添加剂生产实行许可制度。从事食品添加剂生产，应当具有与所生产食品添加剂品种相适应的场所、生产设备或者设施、专业技术人员和管理制度，并依照本法第三十五条第二款规定的程序，取得食品添加剂生产许可。

生产食品添加剂应当符合法律、法规和食品安全国家标准。

第四十条　食品添加剂应当在技术上确有必要且经过风险评估证明安全可靠，方可列入允许使用的范围；有关食品安全国家标准应当根据技术必要性和食品安全风险评估结果及时修订。

食品生产经营者应当按照食品安全国家标准使用食品添加剂。

第四十一条　生产食品相关产品应当符合法律、法规和食品安全国家标准。对直接接触食品的包装材料等具有较高风险的食品相关产品，按照国家有关工业产品生产许可证管理的规定实施生产许可。质量监督部门应当加强对食品相关产品生产活动的监督管理。

第四十二条　国家建立食品安全全程追溯制度。

食品生产经营者应当依照本法的规定，建立食品安全追溯体系，保证食品可追溯。国家鼓励食品生产经营者采用信息化手段采集、留存生产经营信息，建立食品安全追溯体系。

国务院食品药品监督管理部门会同国务院农业行政等有关部门建立食品安全全程追溯协作机制。

第四十三条　地方各级人民政府应当采取措施鼓励食品规模化生产和连锁经营、配送。

国家鼓励食品生产经营企业参加食品安全责任保险。

第二节　生产经营过程控制

第四十四条　食品生产经营企业应当建立健全食品安全管理制度，对职工进行食品安全知识培训，加强食品检验工作，依法从事生产经营活动。

食品生产经营企业的主要负责人应当落实企业食品安全管理制度，对本企业的食品安全工作全面负责。

食品生产经营企业应当配备食品安全管理人员，加强对其培训和考核。经考核不具备食品安全管理能力的，不得上岗。食品药品监督管理部门应当对企业食品安全管理人员随机进行监督抽查考核并公布考核情况。监督抽查考核不得收取费用。

第四十五条 食品生产经营者应当建立并执行从业人员健康管理制度。患有国务院卫生行政部门规定的有碍食品安全疾病的人员，不得从事接触直接入口食品的工作。

从事接触直接入口食品工作的食品生产经营人员应当每年进行健康检查，取得健康证明后方可上岗工作。

第四十六条 食品生产企业应当就下列事项制定并实施控制要求，保证所生产的食品符合食品安全标准：

（一）原料采购、原料验收、投料等原料控制；

（二）生产工序、设备、贮存、包装等生产关键环节控制；

（三）原料检验、半成品检验、成品出厂检验等检验控制；

（四）运输和交付控制。

第四十七条 食品生产经营者应当建立食品安全自查制度，定期对食品安全状况进行检查评价。生产经营条件发生变化，不再符合食品安全要求的，食品生产经营者应当立即采取整改措施；有发生食品安全事故潜在风险的，应当立即停止食品生产经营活动，并向所在地县级人民政府食品药品监督管理部门报告。

第四十八条 国家鼓励食品生产经营企业符合良好生产规范要求，实施危害分析与关键控制点体系，提高食品安全管理水平。

对通过良好生产规范、危害分析与关键控制点体系认证的食品生产经营企业，认证机构应当依法实施跟踪调查；对不再符合认证要求的企业，应当依法撤销认证，及时向县级以上人民政府食品药品监督管理部门通报，并向社会公布。认证机构实施跟踪调查不得收取费用。

第四十九条 食用农产品生产者应当按照食品安全标准和国家有关规定使用农药、肥料、兽药、饲料和饲料添加剂等农业投入品，严格执行农业投入品使用安全间隔期或者休药期的规定，不得使用国家明令禁止的农业投入品。禁止将剧毒、高毒农药用于蔬菜、瓜果、茶叶和中草药材等国家规定的农作物。

食用农产品的生产企业和农民专业合作经济组织应当建立农业投入品使用记录制度。

县级以上人民政府农业行政部门应当加强对农业投入品使用的监督管理和指导，建立健全农业投入品安全使用制度。

第五十条　食品生产者采购食品原料、食品添加剂、食品相关产品，应当查验供货者的许可证和产品合格证明；对无法提供合格证明的食品原料，应当按照食品安全标准进行检验；不得采购或者使用不符合食品安全标准的食品原料、食品添加剂、食品相关产品。

食品生产企业应当建立食品原料、食品添加剂、食品相关产品进货查验记录制度，如实记录食品原料、食品添加剂、食品相关产品的名称、规格、数量、生产日期或者生产批号、保质期、进货日期以及供货者名称、地址、联系方式等内容，并保存相关凭证。记录和凭证保存期限不得少于产品保质期满后六个月；没有明确保质期的，保存期限不得少于两年。

第五十一条　食品生产企业应当建立食品出厂检验记录制度，查验出厂食品的检验合格证和安全状况，如实记录食品的名称、规格、数量、生产日期或者生产批号、保质期、检验合格证号、销售日期以及购货者名称、地址、联系方式等内容，并保存相关凭证。记录和凭证保存期限应当符合本法第五十条第二款的规定。

第五十二条　食品、食品添加剂、食品相关产品的生产者，应当按照食品安全标准对所生产的食品、食品添加剂、食品相关产品进行检验，检验合格后方可出厂或者销售。

第五十三条　食品经营者采购食品，应当查验供货者的许可证和食品出厂检验合格证或者其他合格证明（以下称合格证明文件）。

食品经营企业应当建立食品进货查验记录制度，如实记录食品的名称、规格、数量、生产日期或者生产批号、保质期、进货日期以及供货者名称、地址、联系方式等内容，并保存相关凭证。记录和凭证保存期限应当符合本法第五十条第二款的规定。

实行统一配送经营方式的食品经营企业，可以由企业总部统一查验供货者的许可证和食品合格证明文件，进行食品进货查验记录。

从事食品批发业务的经营企业应当建立食品销售记录制度，如实记录批发食品的名称、规格、数量、生产日期或者生产批号、保质期、销售日期以及购货者名称、地址、联系方式等内容，并保存相关凭证。记录和凭证保存期限应当符合本法第五十条第二款的规定。

第五十四条　食品经营者应当按照保证食品安全的要求贮存食品，定期检查库存食品，及时清理变质或者超过保质期的食品。

食品经营者贮存散装食品，应当在贮存位置标明食品的名称、生产日期或者生产批号、保质期、生产者名称及联系方式等内容。

第五十五条　餐饮服务提供者应当制定并实施原料控制要求，不得采购不符合食品安全标准的食品原料。倡导餐饮服务提供者公开加工过程，公示食品原料及其来源等信息。

餐饮服务提供者在加工过程中应当检查待加工的食品及原料，发现有本法第三十四条第六项规定情形的，不得加工或者使用。

第五十六条　餐饮服务提供者应当定期维护食品加工、贮存、陈列等设施、设备；定期清洗、校验保温设施及冷藏、冷冻设施。

餐饮服务提供者应当按照要求对餐具、饮具进行清洗消毒，不得使用未经清洗消毒的餐具、饮具；餐饮服务提供者委托清洗消毒餐具、饮具的，应当委托符合本法规定条件的餐具、饮具集中消毒服务单位。

第五十七条　学校、托幼机构、养老机构、建筑工地等集中用餐单位的食堂应当严格遵守法律、法规和食品安全标准；从供餐单位订餐的，应当从取得食品生产经营许可的企业订购，并按照要求对订购的食品进行查验。供餐单位应当严格遵守法律、法规和食品安全标准，当餐加工，确保食品安全。

学校、托幼机构、养老机构、建筑工地等集中用餐单位的主管部门应当加强对集中用餐单位的食品安全教育和日常管理，降低食品安全风险，及时消除食品安全隐患。

第五十八条　餐具、饮具集中消毒服务单位应当具备相应的作业场所、清洗消毒设备或者设施，用水和使用的洗涤剂、消毒剂应当符合相关食品安全国家标准和其他国家标准、卫生规范。

餐具、饮具集中消毒服务单位应当对消毒餐具、饮具进行逐批检验，检验合格后方可出厂，并应当随附消毒合格证明。消毒后的餐具、饮具应当在独立包装上标注单位名称、地址、联系方式、消毒日期以及使用期限等内容。

第五十九条　食品添加剂生产者应当建立食品添加剂出厂检验记录制度，查验出厂产品的检验合格证和安全状况，如实记录食品添加剂的名称、规格、数量、生产日期或者生产批号、保质期、检验合格证号、销售日期以及购货者名称、地址、联系方式等相关内容，并保存相关凭证。记录和凭证保存期限应当符合本法第五十条第二款的规定。

第六十条　食品添加剂经营者采购食品添加剂，应当依法查验供货者的许可证和产品合格证明文件，如实记录食品添加剂的名称、规格、数量、生产日期或者生产批号、保质期、进货日期以及供货者名称、地址、联系方式等内容，并保存相关凭证。记录和凭证保存期限应当符合本法第五十条第二款的规定。

第六十一条　集中交易市场的开办者、柜台出租者和展销会举办者，应当依法审查入场食品经营者的许可证，明确其食品安全管理责任，定期对其经营环境和条件进行检查，发现其有违反本法规定行为的，应当及时制止并立即报告所在地县级人民政府食品药品监督管理部门。

第六十二条　网络食品交易第三方平台提供者应当对入网食品经营者进行实名登记，明确其食品安全管理责任；依法应当取得许可证的，还应当审查其许可证。

网络食品交易第三方平台提供者发现入网食品经营者有违反本法规定行为的，应当及时制止并立即报告所在地县级人民政府食品药品监督管理部门；发现严重违法行为的，应当立即停止提供网络交易平台服务。

第六十三条　国家建立食品召回制度。食品生产者发现其生产的食品不符合食品安全标准或者有证据证明可能危害人体健康的，应当立即停止生产，召回已经上市销售的食品，通知相关生产经营者和消费者，并记录召回和通知情况。

食品经营者发现其经营的食品有前款规定情形的，应当立即停止经营，通知相关生产经营者和消费者，并记录停止经营和通知情况。食品生产者认为应当召回的，应当立即召回。由于食品经营者的原因造成其经营的食品有前款规定情形的，食品经营者应当召回。

食品生产经营者应当对召回的食品采取无害化处理、销毁等措施，防止其再次流入市场。但是，对因标签、标志或者说明书不符合食品安全标准而被召回的食品，食品生产者在采取补救措施且能保证食品安全的情况下可以继续销售；销售时应当向消费者明示补救措施。

食品生产经营者应当将食品召回和处理情况向所在地县级人民政府食品药品监督管理部门报告；需要对召回的食品进行无害化处理、销毁的，应当提前报告时间、地点。食品药品监督管理部门认为必要的，可以实施现场监督。

食品生产经营者未依照本条规定召回或者停止经营的，县级以上人民政府食品药品监督管理部门可以责令其召回或者停止经营。

第六十四条　食用农产品批发市场应当配备检验设备和检验人员或者委托符合本法规定的食品检验机构，对进入该批发市场销售的食用农产品进行抽样检验；发现不符合食品安全标准的，应当要求销售者立即停止销售，并向食品药品监督管理部门报告。

第六十五条　食用农产品销售者应当建立食用农产品进货查验记录制度，如实记录食用农产品的名称、数量、进货日期以及供货者名称、地址、联系方式等内容，并保存相关凭证。记录和凭证保存期限不得少于六个月。

第六十六条　进入市场销售的食用农产品在包装、保鲜、贮存、运输中使用保鲜剂、防腐剂等食品添加剂和包装材料等食品相关产品，应当符合食品安全国家标准。

第三节　标签、说明书和广告

第六十七条　预包装食品的包装上应当有标签。标签应当标明下列事项：

（一）名称、规格、净含量、生产日期；

（二）成分或者配料表；

（三）生产者的名称、地址、联系方式；

（四）保质期；

（五）产品标准代号；

（六）贮存条件；

（七）所使用的食品添加剂在国家标准中的通用名称；

（八）生产许可证编号；

（九）法律、法规或者食品安全标准规定应当标明的其他事项。

专供婴幼儿和其他特定人群的主辅食品，其标签还应当标明主要营养成分及其含量。

食品安全国家标准对标签标注事项另有规定的，从其规定。

第六十八条　食品经营者销售散装食品，应当在散装食品的容器、外包装上标明食品的名称、生产日期或者生产批号、保质期以及生产经营者名称、地址、联系方式等内容。

第六十九条　生产经营转基因食品应当按照规定显著标示。

第七十条　食品添加剂应当有标签、说明书和包装。标签、说明书应当载明本法第六十七条第一款第一项至第六项、第八项、第九项规定的事项，以及食品添加剂的使用范围、用量、使用方法，并在标签上载明"食品添加剂"字样。

第七十一条　食品和食品添加剂的标签、说明书，不得含有虚假内容，不得涉及疾病预防、治疗功能。生产经营者对其提供的标签、说明书的内容负责。

食品和食品添加剂的标签、说明书应当清楚、明显，生产日期、保质期等事项应当显著标注，容易辨识。

食品和食品添加剂与其标签、说明书的内容不符的，不得上市销售。

第七十二条　食品经营者应当按照食品标签标示的警示标志、警示说明或者注意事项的要求销售食品。

第七十三条　食品广告的内容应当真实合法，不得含有虚假内容，不得涉及疾病预防、治疗功能。食品生产经营者对食品广告内容的真实性、合法性负责。

县级以上人民政府食品药品监督管理部门和其他有关部门以及食品检验机构、食品行业协会不得以广告或者其他形式向消费者推荐食品。消费者组织不得以收取费用或者其他牟取利益的方式向消费者推荐食品。

第四节　特殊食品

第七十四条　国家对保健食品、特殊医学用途配方食品和婴幼儿配方食品等特殊食品实行严格监督管理。

第七十五条　保健食品声称保健功能，应当具有科学依据，不得对人体产生急性、亚急性或者慢性危害。

保健食品原料目录和允许保健食品声称的保健功能目录，由国务院食品药品监督管理部门会同国务院卫生行政部门、国家中医药管理部门制定、调整并公布。

保健食品原料目录应当包括原料名称、用量及其对应的功效；列入保健食品原料目录的原料只能用于保健食品生产，不得用于其他食品生产。

第七十六条　使用保健食品原料目录以外原料的保健食品和首次进口的保健食品应当经国务院食品药品监督管理部门注册。但是，首次进口的保健食品中属于补充维生素、矿物质等营养物质的，应当报国务院食品药品监督管理部门备案。其他保健食品应当报省、自治区、直辖市人民政府食品药品监督管理部门备案。

进口的保健食品应当是出口国（地区）主管部门准许上市销售的产品。

第七十七条　依法应当注册的保健食品，注册时应当提交保健食品的研发报告、产品配方、生产工艺、安全性和保健功能评价、标签、说明书等材料及样品，并提供相关证明文件。国务院食品药品监督管理部门经组织技术审评，对符合安全和功能声称要求的，准予注册；对不符合要求的，不予注册并书面说明理由。对使用保健食品原料目录以外原料的保健食品做出准予注册决定的，应当及时将该原料纳入保健食品原料目录。

依法应当备案的保健食品，备案时应当提交产品配方、生产工艺、标签、说明书以及表明产品安全性和保健功能的材料。

第七十八条　保健食品的标签、说明书不得涉及疾病预防、治疗功能，内容应当真实，与注册或者备案的内容相一致，载明适宜人群、不适宜人群、功效成分或者标志性成分及其含量等，并声明"本品不能代替药物"。保健食品的功能和成分应当与标签、说明书相一致。

第七十九条　保健食品广告除应当符合本法第七十三条第一款的规定外，还应当声明"本品不能代替药物"；其内容应当经生产企业所在地省、自治区、直辖市人民政府食品药品监督管理部门审查批准，取得保健食品广告批准文件。省、自治区、直辖市人民政府食品药品监督管理部门应当公布并及时更新已经批准的保健食品广告目录以及批准的广告内容。

第八十条　特殊医学用途配方食品应当经国务院食品药品监督管理部门注册。注册时，应当提交产品配方、生产工艺、标签、说明书以及表明产品安全性、营养充足性和特殊医学用途临床效果的材料。

特殊医学用途配方食品广告适用《中华人民共和国广告法》和其他法律、行政法规关于药品广告管理的规定。

第八十一条　婴幼儿配方食品生产企业应当实施从原料进厂到成品出厂的全过程质量控制，对出厂的婴幼儿配方食品实施逐批检验，保证食品安全。

生产婴幼儿配方食品使用的生鲜乳、辅料等食品原料、食品添加剂等，应当符合法律、行政法规的规定和食品安全国家标准，保证婴幼儿生长发育所需的营养成分。

婴幼儿配方食品生产企业应当将食品原料、食品添加剂、产品配方及标签等事项向省、自治区、直辖市人民政府食品药品监督管理部门备案。

婴幼儿配方乳粉的产品配方应当经国务院食品药品监督管理部门注册。注册时，应当提交配方研发报告和其他表明配方科学性、安全性的材料。

不得以分装方式生产婴幼儿配方乳粉，同一企业不得用同一配方生产不同品牌的婴幼儿配方乳粉。

第八十二条　保健食品、特殊医学用途配方食品、婴幼儿配方乳粉的注册人或者备案人应当对其提交材料的真实性负责。

省级以上人民政府食品药品监督管理部门应当及时公布注册或者备案的保健食品、特殊医学用途配方食品、婴幼儿配方乳粉目录，并对注册或者备案中获知的企业商业秘密予以保密。

保健食品、特殊医学用途配方食品、婴幼儿配方乳粉生产企业应当按照注册或者备案的产品配方、生产工艺等技术要求组织生产。

第八十三条　生产保健食品，特殊医学用途配方食品、婴幼儿配方食品和其他专供特定人群的主辅食品的企业，应当按照良好生产规范的要求建立与所生产食品相适应的生产质量管理体系，定期对该体系的运行情况进行自查，保证其有效运行，并向所在地县级人民政府食品药品监督管理部门提交自查报告。

第五章 食品检验

第八十四条 食品检验机构按照国家有关认证认可的规定取得资质认定后，方可从事食品检验活动。但是，法律另有规定的除外。

食品检验机构的资质认定条件和检验规范，由国务院食品药品监督管理部门规定。

符合本法规定的食品检验机构出具的检验报告具有同等效力。

县级以上人民政府应当整合食品检验资源，实现资源共享。

第八十五条 食品检验由食品检验机构指定的检验人独立进行。

检验人应当依照有关法律、法规的规定，并按照食品安全标准和检验规范对食品进行检验，尊重科学，恪守职业道德，保证出具的检验数据和结论客观、公正，不得出具虚假检验报告。

第八十六条 食品检验实行食品检验机构与检验人负责制。食品检验报告应当加盖食品检验机构公章，并有检验人的签名或者盖章。食品检验机构和检验人对出具的食品检验报告负责。

第八十七条 县级以上人民政府食品药品监督管理部门应当对食品进行定期或者不定期的抽样检验，并依据有关规定公布检验结果，不得免检。进行抽样检验，应当购买抽取的样品，委托符合本法规定的食品检验机构进行检验，并支付相关费用；不得向食品生产经营者收取检验费和其他费用。

第八十八条 对依照本法规定实施的检验结论有异议的，食品生产经营者可以自收到检验结论之日起七个工作日内向实施抽样检验的食品药品监督管理部门或者其上一级食品药品监督管理部门提出复检申请，由受理复检申请的食品药品监督管理部门在公布的复检机构名录中随机确定复检机构进行复检。复检机构出具的复检结论为最终检验结论。复检机构与初检机构不得为同一机构。复检机构名录由国务院认证认可监督管理、食品药品监督管理、卫生行政、农业行政等部门共同公布。

采用国家规定的快速检测方法对食用农产品进行抽查检测，被抽查人对检测结果有异议的，可以自收到检测结果时起四小时内申请复检。复检不得采用快速检测方法。

第八十九条　食品生产企业可以自行对所生产的食品进行检验，也可以委托符合本法规定的食品检验机构进行检验。

食品行业协会和消费者协会等组织、消费者需要委托食品检验机构对食品进行检验的，应当委托符合本法规定的食品检验机构进行。

第九十条　食品添加剂的检验，适用本法有关食品检验的规定。

第六章　食品进出口

第九十一条　国家出入境检验检疫部门对进出口食品安全实施监督管理。

第九十二条　进口的食品、食品添加剂、食品相关产品应当符合我国食品安全国家标准。

进口的食品、食品添加剂应当经出入境检验检疫机构依照进出口商品检验相关法律、行政法规的规定检验合格。

进口的食品、食品添加剂应当按照国家出入境检验检疫部门的要求随附合格证明材料。

第九十三条　进口尚无食品安全国家标准的食品，由境外出口商、境外生产企业或者其委托的进口商向国务院卫生行政部门提交所执行的相关国家（地区）标准或者国际标准。国务院卫生行政部门对相关标准进行审查，认为符合食品安全要求的，决定暂予适用，并及时制定相应的食品安全国家标准。进口利用新的食品原料生产的食品或者进口食品添加剂新品种、食品相关产品新品种，依照本法第三十七条的规定办理。

出入境检验检疫机构按照国务院卫生行政部门的要求，对前款规定的食品、食品添加剂、食品相关产品进行检验。检验结果应当公开。

第九十四条　境外出口商、境外生产企业应当保证向我国出口的食品、食品添加剂、食品相关产品符合本法以及我国其他有关法律、行政法规的规定和食品安全国家标准的要求，并对标签、说明书的内容负责。

进口商应当建立境外出口商、境外生产企业审核制度，重点审核前款规定的内容；审核不合格的，不得进口。

发现进口食品不符合我国食品安全国家标准或者有证据证明可能危害人体健康的，进口商应当立即停止进口，并依照本法第六十三条的规定召回。

第九十五条　境外发生的食品安全事件可能对我国境内造成影响，或者在进口食品、食品添加剂、食品相关产品中发现严重食品安全问题的，国家出入境检验检疫部门应当及时采取风险预警或者控制措施，并向国务院食品药品监督管理、卫生行政、农业行政部门通报。接到通报的部门应当及时采取相应措施。

县级以上人民政府食品药品监督管理部门对国内市场上销售的进口食品、食品添加剂实施监督管理。发现存在严重食品安全问题的，国务院食品药品监督管理部门应当及时向国家出入境检验检疫部门通报。国家出入境检验检疫部门应当及时采取相应措施。

第九十六条　向我国境内出口食品的境外出口商或者代理商、进口食品的进口商应当向国家出入境检验检疫部门备案。向我国境内出口食品的境外食品生产企业应当经国家出入境检验检疫部门注册。已经注册的境外食品生产企业提供虚假材料，或者因其自身的原因致使进口食品发生重大食品安全事故的，国家出入境检验检疫部门应当撤销注册并公告。

国家出入境检验检疫部门应当定期公布已经备案的境外出口商、代理商、进口商和已经注册的境外食品生产企业名单。

第九十七条　进口的预包装食品、食品添加剂应当有中文标签；依法应当有说明书的，还应当有中文说明书。标签、说明书应当符合本法以及我国其他有关法律、行政法规的规定和食品安全国家标准的要求，并载明食品的原产地以及境内代理商的名称、地址、联系方式。预包装食品没有中文标签、中文说明书或者标签、说明书不符合本条规定的，不得进口。

第九十八条　进口商应当建立食品、食品添加剂进口和销售记录制度，如实记录食品、食品添加剂的名称、规格、数量、生产日期、生产或者进口批号、保质期、境外出口商和购货者名称、地址及联系方式、交货日期等内容，并保存相关凭证。记录和凭证保存期限应当符合本法第五十条第二款的规定。

第九十九条　出口食品生产企业应当保证其出口食品符合进口国（地区）

的标准或者合同要求。

出口食品生产企业和出口食品原料种植、养殖场应当向国家出入境检验检疫部门备案。

第一百条　国家出入境检验检疫部门应当收集、汇总下列进出口食品安全信息，并及时通报相关部门、机构和企业：

（一）出入境检验检疫机构对进出口食品实施检验检疫发现的食品安全信息；

（二）食品行业协会和消费者协会等组织、消费者反映的进口食品安全信息；

（三）国际组织、境外政府机构发布的风险预警信息及其他食品安全信息，以及境外食品行业协会等组织、消费者反映的食品安全信息；

（四）其他食品安全信息。

国家出入境检验检疫部门应当对进出口食品的进口商、出口商和出口食品生产企业实施信用管理，建立信用记录，并依法向社会公布。对有不良记录的进口商、出口商和出口食品生产企业，应当加强对其进出口食品的检验检疫。

第一百零一条　国家出入境检验检疫部门可以对向我国境内出口食品的国家（地区）的食品安全管理体系和食品安全状况进行评估和审查，并根据评估和审查结果，确定相应检验检疫要求。

第七章　食品安全事故处置

第一百零二条　国务院组织制定国家食品安全事故应急预案。

县级以上地方人民政府应当根据有关法律、法规的规定和上级人民政府的食品安全事故应急预案以及本行政区域的实际情况，制定本行政区域的食品安全事故应急预案，并报上一级人民政府备案。

食品安全事故应急预案应当对食品安全事故分级、事故处置组织指挥体系与职责、预防预警机制、处置程序、应急保障措施等作出规定。

食品生产经营企业应当制定食品安全事故处置方案，定期检查本企业各项食品安全防范措施的落实情况，及时消除事故隐患。

第一百零三条　发生食品安全事故的单位应当立即采取措施，防止事故扩大。事故单位和接收患者进行治疗的单位应当及时向事故发生地县级人民政府食品药品监督管理、卫生行政部门报告。

县级以上人民政府质量监督、农业行政等部门在日常监督管理中发现食品安全事故或者接到事故举报，应当立即向同级食品药品监督管理部门通报。

发生食品安全事故，接到报告的县级人民政府食品药品监督管理部门应当按照应急预案的规定向本级人民政府和上级人民政府食品药品监督管理部门报告。县级人民政府和上级人民政府食品药品监督管理部门应当按照应急预案的规定上报。

任何单位和个人不得对食品安全事故隐瞒、谎报、缓报，不得隐匿、伪造、毁灭有关证据。

第一百零四条　医疗机构发现其接收的患者属于食源性疾病病人或者疑似病人的，应当按照规定及时将相关信息向所在地县级人民政府卫生行政部门报告。县级人民政府卫生行政部门认为与食品安全有关的，应当及时通报同级食品药品监督管理部门。

县级以上人民政府卫生行政部门在调查处理传染病或者其他突发公共卫生事件中发现与食品安全相关的信息，应当及时通报同级食品药品监督管理部门。

第一百零五条　县级以上人民政府食品药品监督管理部门接到食品安全事故的报告后，应当立即会同同级卫生行政、质量监督、农业行政等部门进行调查处理，并采取下列措施，防止或者减轻社会危害：

（一）开展应急救援工作，组织救治因食品安全事故导致人身伤害的人员；

（二）封存可能导致食品安全事故的食品及其原料，并立即进行检验；对确认属于被污染的食品及其原料，责令食品生产经营者依照本法第六十三条的规定召回或者停止经营；

（三）封存被污染的食品相关产品，并责令进行清洗消毒；

（四）做好信息发布工作，依法对食品安全事故及其处理情况进行发布，并对可能产生的危害加以解释、说明。

发生食品安全事故需要启动应急预案的，县级以上人民政府应当立即成立事故处置指挥机构，启动应急预案，依照前款和应急预案的规定进行处置。

发生食品安全事故，县级以上疾病预防控制机构应当对事故现场进行卫生处理，并对与事故有关的因素开展流行病学调查，有关部门应当予以协助。县级以上疾病预防控制机构应当向同级食品药品监督管理、卫生行政部门提交流行病学调查报告。

第一百零六条　发生食品安全事故，设区的市级以上人民政府食品药品监督管理部门应当立即会同有关部门进行事故责任调查，督促有关部门履行职责，向本级人民政府和上一级人民政府食品药品监督管理部门提出事故责任调查处理报告。

涉及两个以上省、自治区、直辖市的重大食品安全事故由国务院食品药品监督管理部门依照前款规定组织事故责任调查。

第一百零七条　调查食品安全事故，应当坚持实事求是、尊重科学的原则，及时、准确查清事故性质和原因，认定事故责任，提出整改措施。

调查食品安全事故，除了查明事故单位的责任，还应当查明有关监督管理部门、食品检验机构、认证机构及其工作人员的责任。

第一百零八条　食品安全事故调查部门有权向有关单位和个人了解与事故有关的情况，并要求提供相关资料和样品。有关单位和个人应当予以配合，按照要求提供相关资料和样品，不得拒绝。

任何单位和个人不得阻挠、干涉食品安全事故的调查处理。

第八章　监督管理

第一百零九条　县级以上人民政府食品药品监督管理、质量监督部门根据食品安全风险监测、风险评估结果和食品安全状况等，确定监督管理的重点、方式和频次，实施风险分级管理。

县级以上地方人民政府组织本级食品药品监督管理、质量监督、农业行政等部门制定本行政区域的食品安全年度监督管理计划，向社会公布并组织实施。

食品安全年度监督管理计划应当将下列事项作为监督管理的重点：

（一）专供婴幼儿和其他特定人群的主辅食品；

（二）保健食品生产过程中的添加行为和按照注册或者备案的技术要求组织生产的情况，保健食品标签、说明书以及宣传材料中有关功能宣传的情况；

（三）发生食品安全事故风险较高的食品生产经营者；

（四）食品安全风险监测结果表明可能存在食品安全隐患的事项。

第一百一十条　县级以上人民政府食品药品监督管理、质量监督部门履行各自食品安全监督管理职责，有权采取下列措施，对生产经营者遵守本法的情况进行监督检查：

（一）进入生产经营场所实施现场检查；

（二）对生产经营的食品、食品添加剂、食品相关产品进行抽样检验；

（三）查阅、复制有关合同、票据、账簿以及其他有关资料；

（四）查封、扣押有证据证明不符合食品安全标准或者有证据证明存在安全隐患以及用于违法生产经营的食品、食品添加剂、食品相关产品；

（五）查封违法从事生产经营活动的场所。

第一百一十一条　对食品安全风险评估结果证明食品存在安全隐患，需要制定、修订食品安全标准的，在制定、修订食品安全标准前，国务院卫生行政部门应当及时会同国务院有关部门规定食品中有害物质的临时限量值和临时检验方法，作为生产经营和监督管理的依据。

第一百一十二条　县级以上人民政府食品药品监督管理部门在食品安全监督管理工作中可以采用国家规定的快速检测方法对食品进行抽查检测。

对抽查检测结果表明可能不符合食品安全标准的食品，应当依照本法第八十七条的规定进行检验。抽查检测结果确定有关食品不符合食品安全标准的，可以作为行政处罚的依据。

第一百一十三条　县级以上人民政府食品药品监督管理部门应当建立食品生产经营者食品安全信用档案，记录许可颁发、日常监督检查结果、违法行为查处等情况，依法向社会公布并实时更新；对有不良信用记录的食品生产经营者增加监督检查频次，对违法行为情节严重的食品生产经营者，可以通报投资主管部门、证券监督管理机构和有关的金融机构。

第一百一十四条　食品生产经营过程中存在食品安全隐患，未及时采取措施消除的，县级以上人民政府食品药品监督管理部门可以对食品生产经营者的法定代表人或者主要负责人进行责任约谈。食品生产经营者应当立即采取措施，进行整改，消除隐患。责任约谈情况和整改情况应当纳入食品生产经营者食品安全信用档案。

第一百一十五条　县级以上人民政府食品药品监督管理、质量监督等部门应当公布本部门的电子邮件地址或者电话，接受咨询、投诉、举报。接到咨询、投诉、举报，对属于本部门职责的，应当受理并在法定期限内及时答复、核实、处理；对不属于本部门职责的，应当移交有权处理的部门并书面通知咨询、投诉、举报人。有权处理的部门应当在法定期限内及时处理，不得推诿。对查证属实的举报，给予举报人奖励。

有关部门应当对举报人的信息予以保密，保护举报人的合法权益。举报人举报所在企业的，该企业不得以解除、变更劳动合同或者其他方式对举报人进行打击报复。

第一百一十六条　县级以上人民政府食品药品监督管理、质量监督等部门应当加强对执法人员食品安全法律、法规、标准和专业知识与执法能力等的培训，并组织考核。不具备相应知识和能力的，不得从事食品安全执法工作。

食品生产经营者、食品行业协会、消费者协会等发现食品安全执法人员在执法过程中有违反法律、法规规定的行为以及不规范执法行为的，可以向本级或者上级人民政府食品药品监督管理、质量监督等部门或者监察机关投诉、举报。接到投诉、举报的部门或者机关应当进行核实，并将经核实的情况向食品安全执法人员所在部门通报；涉嫌违法违纪的，按照本法和有关规定处理。

第一百一十七条　县级以上人民政府食品药品监督管理等部门未及时发现食品安全系统性风险，未及时消除监督管理区域内的食品安全隐患的，本级人民政府可以对其主要负责人进行责任约谈。

地方人民政府未履行食品安全职责，未及时消除区域性重大食品安全隐患的，上级人民政府可以对其主要负责人进行责任约谈。

被约谈的食品药品监督管理等部门、地方人民政府应当立即采取措施，对食品安全监督管理工作进行整改。

责任约谈情况和整改情况应当纳入地方人民政府和有关部门食品安全监督

管理工作评议、考核记录。

第一百一十八条　国家建立统一的食品安全信息平台，实行食品安全信息统一公布制度。国家食品安全总体情况、食品安全风险警示信息、重大食品安全事故及其调查处理信息和国务院确定需要统一公布的其他信息由国务院食品药品监督管理部门统一公布。食品安全风险警示信息和重大食品安全事故及其调查处理信息的影响限于特定区域的，也可以由有关省、自治区、直辖市人民政府食品药品监督管理部门公布。未经授权不得发布上述信息。

县级以上人民政府食品药品监督管理、质量监督、农业行政部门依据各自职责公布食品安全日常监督管理信息。

公布食品安全信息，应当做到准确、及时，并进行必要的解释说明，避免误导消费者和社会舆论。

第一百一十九条　县级以上地方人民政府食品药品监督管理、卫生行政、质量监督、农业行政部门获知本法规定需要统一公布的信息，应当向上级主管部门报告，由上级主管部门立即报告国务院食品药品监督管理部门；必要时，可以直接向国务院食品药品监督管理部门报告。

县级以上人民政府食品药品监督管理、卫生行政、质量监督、农业行政部门应当相互通报获知的食品安全信息。

第一百二十条　任何单位和个人不得编造、散布虚假食品安全信息。

县级以上人民政府食品药品监督管理部门发现可能误导消费者和社会舆论的食品安全信息，应当立即组织有关部门、专业机构、相关食品生产经营者等进行核实、分析，并及时公布结果。

第一百二十一条　县级以上人民政府食品药品监督管理、质量监督等部门发现涉嫌食品安全犯罪的，应当按照有关规定及时将案件移送公安机关。对移送的案件，公安机关应当及时审查；认为有犯罪事实需要追究刑事责任的，应当立案侦查。

公安机关在食品安全犯罪案件侦查过程中认为没有犯罪事实，或者犯罪事实显著轻微，不需要追究刑事责任，但依法应当追究行政责任的，应当及时将案件移送食品药品监督管理、质量监督等部门和监察机关，有关部门应当依法处理。

公安机关商请食品药品监督管理、质量监督、环境保护等部门提供检验结论、认定意见以及对涉案物品进行无害化处理等协助的，有关部门应当及时提供，予以协助。

第九章　法律责任

第一百二十二条　违反本法规定，未取得食品生产经营许可从事食品生产经营活动，或者未取得食品添加剂生产许可从事食品添加剂生产活动的，由县级以上人民政府食品药品监督管理部门没收违法所得和违法生产经营的食品、食品添加剂以及用于违法生产经营的工具、设备、原料等物品；违法生产经营的食品、食品添加剂货值金额不足一万元的，并处五万元以上十万元以下罚款；货值金额一万元以上的，并处货值金额十倍以上二十倍以下罚款。

明知从事前款规定的违法行为，仍为其提供生产经营场所或者其他条件的，由县级以上人民政府食品药品监督管理部门责令停止违法行为，没收违法所得，并处五万元以上十万元以下罚款；使消费者的合法权益受到损害的，应当与食品、食品添加剂生产经营者承担连带责任。

第一百二十三条　违反本法规定，有下列情形之一，尚不构成犯罪的，由县级以上人民政府食品药品监督管理部门没收违法所得和违法生产经营的食品，并可以没收用于违法生产经营的工具、设备、原料等物品；违法生产经营的食品货值金额不足一万元的，并处十万元以上十五万元以下罚款；货值金额一万元以上的，并处货值金额十五倍以上三十倍以下罚款；情节严重的，吊销许可证，并可以由公安机关对其直接负责的主管人员和其他直接责任人员处五日以上十五日以下拘留：

（一）用非食品原料生产食品、在食品中添加食品添加剂以外的化学物质和其他可能危害人体健康的物质，或者用回收食品作为原料生产食品，或者经营上述食品；

（二）生产经营营养成分不符合食品安全标准的专供婴幼儿和其他特定人群的主辅食品；

（三）经营病死、毒死或者死因不明的禽、畜、兽、水产动物肉类，或者生产经营其制品；

（四）经营未按规定进行检疫或者检疫不合格的肉类，或者生产经营未经检验或者检验不合格的肉类制品；

（五）生产经营国家为防病等特殊需要明令禁止生产经营的食品；

（六）生产经营添加药品的食品。

明知从事前款规定的违法行为，仍为其提供生产经营场所或者其他条件的，由县级以上人民政府食品药品监督管理部门责令停止违法行为，没收违法所得，并处十万元以上二十万元以下罚款；使消费者的合法权益受到损害的，应当与食品生产经营者承担连带责任。

违法使用剧毒、高毒农药的，除依照有关法律、法规规定给予处罚外，可以由公安机关依照第一款规定给予拘留。

第一百二十四条　违反本法规定，有下列情形之一，尚不构成犯罪的，由县级以上人民政府食品药品监督管理部门没收违法所得和违法生产经营的食品、食品添加剂，并可以没收用于违法生产经营的工具、设备、原料等物品；违法生产经营的食品、食品添加剂货值金额不足一万元的，并处五万元以上十万元以下罚款；货值金额一万元以上的，并处货值金额十倍以上二十倍以下罚款；情节严重的，吊销许可证：

（一）生产经营致病性微生物，农药残留、兽药残留、生物毒素、重金属等污染物质以及其他危害人体健康的物质含量超过食品安全标准限量的食品、食品添加剂；

（二）用超过保质期的食品原料、食品添加剂生产食品、食品添加剂，或者经营上述食品、食品添加剂；

（三）生产经营超范围、超限量使用食品添加剂的食品；

（四）生产经营腐败变质、油脂酸败、霉变生虫、污秽不洁、混有异物、掺假掺杂或者感官性状异常的食品、食品添加剂；

（五）生产经营标注虚假生产日期、保质期或者超过保质期的食品、食品添加剂；

（六）生产经营未按规定注册的保健食品、特殊医学用途配方食品、婴幼儿配方乳粉，或者未按注册的产品配方、生产工艺等技术要求组织生产；

（七）以分装方式生产婴幼儿配方乳粉，或者同一企业以同一配方生产不同品牌的婴幼儿配方乳粉；

（八）利用新的食品原料生产食品，或者生产食品添加剂新品种，未通过安全性评估；

（九）食品生产经营者在食品药品监督管理部门责令其召回或者停止经营后，仍拒不召回或者停止经营。

除前款和本法第一百二十三条、第一百二十五条规定的情形外，生产经营不符合法律、法规或者食品安全标准的食品、食品添加剂的，依照前款规定给予处罚。

生产食品相关产品新品种，未通过安全性评估，或者生产不符合食品安全标准的食品相关产品的，由县级以上人民政府质量监督部门依照第一款规定给予处罚。

第一百二十五条　违反本法规定，有下列情形之一的，由县级以上人民政府食品药品监督管理部门没收违法所得和违法生产经营的食品、食品添加剂，并可以没收用于违法生产经营的工具、设备、原料等物品；违法生产经营的食品、食品添加剂货值金额不足一万元的，并处五千元以上五万元以下罚款；货值金额一万元以上的，并处货值金额五倍以上十倍以下罚款；情节严重的，责令停产停业，直至吊销许可证：

（一）生产经营被包装材料、容器、运输工具等污染的食品、食品添加剂；

（二）生产经营无标签的预包装食品、食品添加剂或者标签、说明书不符合本法规定的食品、食品添加剂；

（三）生产经营转基因食品未按规定进行标示；

（四）食品生产经营者采购或者使用不符合食品安全标准的食品原料、食品添加剂、食品相关产品。

生产经营的食品、食品添加剂的标签、说明书存在瑕疵但不影响食品安全且不会对消费者造成误导的，由县级以上人民政府食品药品监督管理部门责令改正；拒不改正的，处二千元以下罚款。

第一百二十六条　违反本法规定，有下列情形之一的，由县级以上人民政府食品药品监督管理部门责令改正，给予警告；拒不改正的，处五千元以上五万元以下罚款；情节严重的，责令停产停业，直至吊销许可证：

（一）食品、食品添加剂生产者未按规定对采购的食品原料和生产的食品、食品添加剂进行检验；

（二）食品生产经营企业未按规定建立食品安全管理制度，或者未按规定配备或者培训、考核食品安全管理人员；

（三）食品、食品添加剂生产经营者进货时未查验许可证和相关证明文件，或者未按规定建立并遵守进货查验记录、出厂检验记录和销售记录制度；

（四）食品生产经营企业未制定食品安全事故处置方案；

（五）餐具、饮具和盛放直接入口食品的容器，使用前未经洗净、消毒或者清洗消毒不合格，或者餐饮服务设施、设备未按规定定期维护、清洗、校验；

（六）食品生产经营者安排未取得健康证明或者患有国务院卫生行政部门规定的有碍食品安全疾病的人员从事接触直接入口食品的工作；

（七）食品经营者未按规定要求销售食品；

（八）保健食品生产企业未按规定向食品药品监督管理部门备案，或者未按备案的产品配方、生产工艺等技术要求组织生产；

（九）婴幼儿配方食品生产企业未将食品原料、食品添加剂、产品配方、标签等向食品药品监督管理部门备案；

（十）特殊食品生产企业未按规定建立生产质量管理体系并有效运行，或者未定期提交自查报告；

（十一）食品生产经营者未定期对食品安全状况进行检查评价，或者生产经营条件发生变化，未按规定处理；

（十二）学校、托幼机构、养老机构、建筑工地等集中用餐单位未按规定履行食品安全管理责任；

（十三）食品生产企业、餐饮服务提供者未按规定制定、实施生产经营过程控制要求。

餐具、饮具集中消毒服务单位违反本法规定用水，使用洗涤剂、消毒剂，或者出厂的餐具、饮具未按规定检验合格并随附消毒合格证明，或者未按规定在独立包装上标注相关内容的，由县级以上人民政府卫生行政部门依照前款规定给予处罚。

食品相关产品生产者未按规定对生产的食品相关产品进行检验的，由县级以上人民政府质量监督部门依照第一款规定给予处罚。

食用农产品销售者违反本法第六十五条规定的，由县级以上人民政府食品药品监督管理部门依照第一款规定给予处罚。

第一百二十七条　对食品生产加工小作坊、食品摊贩等的违法行为的处罚，依照省、自治区、直辖市制定的具体管理办法执行。

第一百二十八条　违反本法规定，事故单位在发生食品安全事故后未进行处置、报告的，由有关主管部门按照各自职责分工责令改正，给予警告；隐匿、伪造、毁灭有关证据的，责令停产停业，没收违法所得，并处十万元以上五十万元以下罚款；造成严重后果的，吊销许可证。

第一百二十九条　违反本法规定，有下列情形之一的，由出入境检验检疫机构依照本法第一百二十四条的规定给予处罚：

（一）提供虚假材料，进口不符合我国食品安全国家标准的食品、食品添加剂、食品相关产品；

（二）进口尚无食品安全国家标准的食品，未提交所执行的标准并经国务院卫生行政部门审查，或者进口利用新的食品原料生产的食品或者进口食品添加剂新品种、食品相关产品新品种，未通过安全性评估；

（三）未遵守本法的规定出口食品；

（四）进口商在有关主管部门责令其依照本法规定召回进口的食品后，仍拒不召回。

违反本法规定，进口商未建立并遵守食品、食品添加剂进口和销售记录制度、境外出口商或者生产企业审核制度的，由出入境检验检疫机构依照本法第一百二十六条的规定给予处罚。

第一百三十条　违反本法规定，集中交易市场的开办者、柜台出租者、展销会的举办者允许未依法取得许可的食品经营者进入市场销售食品，或者未履行检查、报告等义务的，由县级以上人民政府食品药品监督管理部门责令改正，没收违法所得，并处五万元以上二十万元以下罚款；造成严重后果的，责令停业，直至由原发证部门吊销许可证；使消费者的合法权益受到损害的，应当与食品经营者承担连带责任。

食用农产品批发市场违反本法第六十四条规定的，依照前款规定承担责任。

第一百三十一条 违反本法规定，网络食品交易第三方平台提供者未对入网食品经营者进行实名登记、审查许可证，或者未履行报告、停止提供网络交易平台服务等义务的，由县级以上人民政府食品药品监督管理部门责令改正，没收违法所得，并处五万元以上二十万元以下罚款；造成严重后果的，责令停业，直至由原发证部门吊销许可证；使消费者的合法权益受到损害的，应当与食品经营者承担连带责任。

消费者通过网络食品交易第三方平台购买食品，其合法权益受到损害的，可以向入网食品经营者或者食品生产者要求赔偿。网络食品交易第三方平台提供者不能提供入网食品经营者的真实名称、地址和有效联系方式的，由网络食品交易第三方平台提供者赔偿。网络食品交易第三方平台提供者赔偿后，有权向入网食品经营者或者食品生产者追偿。网络食品交易第三方平台提供者做出更有利于消费者承诺的，应当履行其承诺。

第一百三十二条 违反本法规定，未按要求进行食品贮存、运输和装卸的，由县级以上人民政府食品药品监督管理等部门按照各自职责分工责令改正，给予警告；拒不改正的，责令停产停业，并处一万元以上五万元以下罚款；情节严重的，吊销许可证。

第一百三十三条 违反本法规定，拒绝、阻挠、干涉有关部门、机构及其工作人员依法开展食品安全监督检查、事故调查处理、风险监测和风险评估的，由有关主管部门按照各自职责分工责令停产停业，并处二千元以上五万元以下罚款；情节严重的，吊销许可证；构成违反治安管理行为的，由公安机关依法给予治安管理处罚。

违反本法规定，对举报人以解除、变更劳动合同或者其他方式打击报复的，应当依照有关法律的规定承担责任。

第一百三十四条 食品生产经营者在一年内累计三次因违反本法规定受到责令停产停业、吊销许可证以外处罚的，由食品药品监督管理部门责令停产停业，直至吊销许可证。

第一百三十五条　被吊销许可证的食品生产经营者及其法定代表人、直接负责的主管人员和其他直接责任人员自处罚决定做出之日起五年内不得申请食品生产经营许可，或者从事食品生产经营管理工作、担任食品生产经营企业食品安全管理人员。

因食品安全犯罪被判处有期徒刑以上刑罚的，终身不得从事食品生产经营管理工作，也不得担任食品生产经营企业食品安全管理人员。

食品生产经营者聘用人员违反前两款规定的，由县级以上人民政府食品药品监督管理部门吊销许可证。

第一百三十六条　食品经营者履行了本法规定的进货查验等义务，有充分证据证明其不知道所采购的食品不符合食品安全标准，并能如实说明其进货来源的，可以免予处罚，但应当依法没收其不符合食品安全标准的食品；造成人身、财产或者其他损害的，依法承担赔偿责任。

第一百三十七条　违反本法规定，承担食品安全风险监测、风险评估工作的技术机构、技术人员提供虚假监测、评估信息的，依法对技术机构直接负责的主管人员和技术人员给予撤职、开除处分；有执业资格的，由授予其资格的主管部门吊销执业证书。

第一百三十八条　违反本法规定，食品检验机构、食品检验人员出具虚假检验报告的，由授予其资质的主管部门或者机构撤销该食品检验机构的检验资质，没收所收取的检验费用，并处检验费用五倍以上十倍以下罚款，检验费用不足一万元的，并处五万元以上十万元以下罚款；依法对食品检验机构直接负责的主管人员和食品检验人员给予撤职或者开除处分；导致发生重大食品安全事故的，对直接负责的主管人员和食品检验人员给予开除处分。

违反本法规定，受到开除处分的食品检验机构人员，自处分决定做出之日起十年内不得从事食品检验工作；因食品安全违法行为受到刑事处罚或者因出具虚假检验报告导致发生重大食品安全事故受到开除处分的食品检验机构人员，终身不得从事食品检验工作。食品检验机构聘用不得从事食品检验工作的人员的，由授予其资质的主管部门或者机构撤销该食品检验机构的检验资质。

食品检验机构出具虚假检验报告，使消费者的合法权益受到损害的，应当与食品生产经营者承担连带责任。

第一百三十九条　违反本法规定，认证机构出具虚假认证结论，由认证认可监督管理部门没收所收取的认证费用，并处认证费用五倍以上十倍以下罚款，认证费用不足一万元的，并处五万元以上十万元以下罚款；情节严重的，责令停业，直至撤销认证机构批准文件，并向社会公布；对直接负责的主管人员和负有直接责任的认证人员，撤销其执业资格。

认证机构出具虚假认证结论，使消费者的合法权益受到损害的，应当与食品生产经营者承担连带责任。

第一百四十条　违反本法规定，在广告中对食品作虚假宣传，欺骗消费者，或者发布未取得批准文件、广告内容与批准文件不一致的保健食品广告的，依照《中华人民共和国广告法》的规定给予处罚。

广告经营者、发布者设计、制作、发布虚假食品广告，使消费者的合法权益受到损害的，应当与食品生产经营者承担连带责任。

社会团体或者其他组织、个人在虚假广告或者其他虚假宣传中向消费者推荐食品，使消费者的合法权益受到损害的，应当与食品生产经营者承担连带责任。

违反本法规定，食品药品监督管理等部门、食品检验机构、食品行业协会以广告或者其他形式向消费者推荐食品，消费者组织以收取费用或者其他牟取利益的方式向消费者推荐食品的，由有关主管部门没收违法所得，依法对直接负责的主管人员和其他直接责任人员给予记大过、降级或者撤职处分；情节严重的，给予开除处分。

对食品作虚假宣传且情节严重的，由省级以上人民政府食品药品监督管理部门决定暂停销售该食品，并向社会公布；仍然销售该食品的，由县级以上人民政府食品药品监督管理部门没收违法所得和违法销售的食品，并处二万元以上五万元以下罚款。

第一百四十一条　违反本法规定，编造、散布虚假食品安全信息，构成违反治安管理行为的，由公安机关依法给予治安管理处罚。

媒体编造、散布虚假食品安全信息的，由有关主管部门依法给予处罚，并对直接负责的主管人员和其他直接责任人员给予处分；使公民、法人或者其他组织的合法权益受到损害的，依法承担消除影响、恢复名誉、赔偿损失、赔礼道歉等民事责任。

第一百四十二条　违反本法规定，县级以上地方人民政府有下列行为之一的，对直接负责的主管人员和其他直接责任人员给予记大过处分；情节较重的，给予降级或者撤职处分；情节严重的，给予开除处分；造成严重后果的，其主要负责人还应当引咎辞职：

（一）对发生在本行政区域内的食品安全事故，未及时组织协调有关部门开展有效处置，造成不良影响或者损失；

（二）对本行政区域内涉及多环节的区域性食品安全问题，未及时组织整治，造成不良影响或者损失；

（三）隐瞒、谎报、缓报食品安全事故；

（四）本行政区域内发生特别重大食品安全事故，或者连续发生重大食品安全事故。

第一百四十三条　违反本法规定，县级以上地方人民政府有下列行为之一的，对直接负责的主管人员和其他直接责任人员给予警告、记过或者记大过处分；造成严重后果的，给予降级或者撤职处分：

（一）未确定有关部门的食品安全监督管理职责，未建立健全食品安全全程监督管理工作机制和信息共享机制，未落实食品安全监督管理责任制；

（二）未制定本行政区域的食品安全事故应急预案，或者发生食品安全事故后未按规定立即成立事故处置指挥机构、启动应急预案。

第一百四十四条　违反本法规定，县级以上人民政府食品药品监督管理、卫生行政、质量监督、农业行政等部门有下列行为之一的，对直接负责的主管人员和其他直接责任人员给予记大过处分；情节较重的，给予降级或者撤职处分；情节严重的，给予开除处分；造成严重后果的，其主要负责人还应当引咎辞职：

（一）隐瞒、谎报、缓报食品安全事故；

（二）未按规定查处食品安全事故，或者接到食品安全事故报告未及时处理，造成事故扩大或者蔓延；

（三）经食品安全风险评估得出食品、食品添加剂、食品相关产品不安全结论后，未及时采取相应措施，造成食品安全事故或者不良社会影响；

（四）对不符合条件的申请人准予许可，或者超越法定职权准予许可；

（五）不履行食品安全监督管理职责，导致发生食品安全事故。

第一百四十五条 违反本法规定，县级以上人民政府食品药品监督管理、卫生行政、质量监督、农业行政等部门有下列行为之一，造成不良后果的，对直接负责的主管人员和其他直接责任人员给予警告、记过或者记大过处分；情节较重的，给予降级或者撤职处分；情节严重的，给予开除处分：

（一）在获知有关食品安全信息后，未按规定向上级主管部门和本级人民政府报告，或者未按规定相互通报；

（二）未按规定公布食品安全信息；

（三）不履行法定职责，对查处食品安全违法行为不配合，或者滥用职权、玩忽职守、徇私舞弊。

第一百四十六条 食品药品监督管理、质量监督等部门在履行食品安全监督管理职责过程中，违法实施检查、强制等执法措施，给生产经营者造成损失的，应当依法予以赔偿，对直接负责的主管人员和其他直接责任人员依法给予处分。

第一百四十七条 违反本法规定，造成人身、财产或者其他损害的，依法承担赔偿责任。生产经营者财产不足以同时承担民事赔偿责任和缴纳罚款、罚金时，先承担民事赔偿责任。

第一百四十八条 消费者因不符合食品安全标准的食品受到损害的，可以向经营者要求赔偿损失，也可以向生产者要求赔偿损失。接到消费者赔偿要求的生产经营者，应当实行首负责任制，先行赔付，不得推诿；属于生产者责任的，经营者赔偿后有权向生产者追偿；属于经营者责任的，生产者赔偿后有权向经营者追偿。

生产不符合食品安全标准的食品或者经营明知是不符合食品安全标准的食品，消费者除要求赔偿损失外，还可以向生产者或者经营者要求支付价款十倍或者损失三倍的赔偿金；增加赔偿的金额不足一千元的，为一千元。但是，食品的标签、说明书存在不影响食品安全且不会对消费者造成误导的瑕疵的除外。

第一百四十九条 违反本法规定，构成犯罪的，依法追究刑事责任。

第十章　附则

第一百五十条　本法下列用语的含义：

食品，指各种供人食用或者饮用的成品和原料以及按照传统既是食品又是中药材的物品，但是不包括以治疗为目的的物品。

食品安全，指食品无毒、无害，符合应当有的营养要求，对人体健康不造成任何急性、亚急性或者慢性危害。

预包装食品，指预先定量包装或者制作在包装材料、容器中的食品。

食品添加剂，指为改善食品品质和色、香、味以及为防腐、保鲜和加工工艺的需要而加入食品中的人工合成或者天然物质，包括营养强化剂。

用于食品的包装材料和容器，指包装、盛放食品或者食品添加剂用的纸、竹、木、金属、搪瓷、陶瓷、塑料、橡胶、天然纤维、化学纤维、玻璃等制品和直接接触食品或者食品添加剂的涂料。

用于食品生产经营的工具、设备，指在食品或者食品添加剂生产、销售、使用过程中直接接触食品或者食品添加剂的机械、管道、传送带、容器、用具、餐具等。

用于食品的洗涤剂、消毒剂，指直接用于洗涤或者消毒食品、餐具、饮具以及直接接触食品的工具、设备或者食品包装材料和容器的物质。

食品保质期，指食品在标明的贮存条件下保持品质的期限。

食源性疾病，指食品中致病因素进入人体引起的感染性、中毒性等疾病，包括食物中毒。

食品安全事故，指食源性疾病、食品污染等源于食品，对人体健康有危害或者可能有危害的事故。

第一百五十一条　转基因食品和食盐的食品安全管理，本法未作规定的，适用其他法律、行政法规的规定。

第一百五十二条　铁路、民航运营中食品安全的管理办法由国务院食品药品监督管理部门会同国务院有关部门依照本法制定。

保健食品的具体管理办法由国务院食品药品监督管理部门依照本法制定。

食品相关产品生产活动的具体管理办法由国务院质量监督部门依照本法制定。

国境口岸食品的监督管理由出入境检验检疫机构依照本法以及有关法律、行政法规的规定实施。

军队专用食品和自供食品的食品安全管理办法由中央军事委员会依照本法制定。

第一百五十三条 国务院根据实际需要，可以对食品安全监督管理体制作出调整。

第一百五十四条 本法自 2015 年 10 月 1 日起施行。

附录2　某酒店的食品安全卫生管理制度 ^①

一、食品采购索证制度

1. 对固定食品供应商，必须签订供货合同，并经常去实地查看，保证供应的食品安全可靠。

2. 索证范围包括所有购入的食品和酒水饮料调料等。

3. 审核固定供应商的工商营业执照和卫生许可证，并索取其加盖印章的复印件。

4. 向供应商按产品生产批次索取符合法定条件的检验机构出具的检验报告或由供应商签字、盖章的检验报告复印件。

5. 所索取的证件要证票相符证物相符，不得弄虚作假。

二、食品进货验收制度

1. 由指定专人进行食品进货验收工作。酒店负责人进行抽查。

2. 采购生猪肉应查验是否为定点屠宰企业屠宰的产品并查验检疫合格证明。

3. 采购其他肉类也应查验检疫合格证明。不得采购没有检疫合格证明的肉类。

三、食品台账记录制度

1. 建立食品进货台账记录。

2. 如实记录进货时间、食品名称、数量、保质期、保存条件等内容。

---

① 本附录来源于康泰商务酒店。

3. 台账记录必须将所有供货情况记录下来，保证真实、及时、完整、不得漏记。

4. 原始单据及台账记录保存期限不得少于食品使用完毕后 3 个月。

四、食品仓库（贮存）卫生管理制度

1. 库管员对采购到的食品必须在验收小组的亲自参与下进行认真验收方可办理入库手续，防止腐败变质及过期的食品和三无产品进库。

2. 存库食品应按主、副食和调味料等分开存放，做到离地 10 厘米、隔墙 15 厘米、分类分架存放。

3. 领用食品遵循"先进先出"的原则，按照存仓物资的最高存量、最低存量进行补仓。

4. 食品及原料与日用品应当分区存放；禁止存放有毒有害物品及私人物品。

5. 临时存放的待处理食品及原料应有明显标记，并及时登记处理。

6. 保持库房整洁、通风、干燥、无霉味，库内物品及时清点，防止过期变质。

7. 仓库做好消防及三防措施，仓库内严禁吸烟。

8. 严禁未经过粗加工的原料以及其他不符合食品卫生要求的原料入库。严禁有毒、有害、不洁物质、个人生活用品进入冻库。

9. 各种食品原料坚持生熟分开原则，盛装容器严格分开并贴上标识；在同一库房内，各种原料分开分类分架存放。

10. 卫生负责人员应加强库存原料的日常检查，如发现其变味变质，应及时处理；同时做好冰箱及库房的清洁卫生。

11. 加强对冻库温度显示器及库房内设备的巡查，发现异常情况及时通知相关部门进行维修，以防食品原料腐烂变质。

12. 坚持每日打扫一次库房内的清洁卫生，保持良好的食品存放环境；并对冻库定期进行清洗、消毒、检修，保证设备正常运行。

五、食品切配岗位卫生管理制度

1.加工前认真检查待加工食品，发现有腐败、变质或其他感官性异常的，不得加工使用。

2.各种原料在使用前应洗净肉类、水产类、蔬菜、瓜果类、禽蛋类分开清洗，必要时进行消毒处理。

3.易腐食品原料应尽量缩短在常温下的存放时间，加工后应及时使用或冷藏。

4.切配好的半成品与原料分开并依据性质分类存放，以避免污染。

5.切配好的食品原料应按照加工操作规程，在规定的时间内使用。

6.已盛装食品原料的容器不得直接放在地面上。

7.加工容器应符合食品卫生要求，生、熟食品加工容器分开使用。

8.切配完成后应将砧板、刀具清洁干净，放到规定位置，做好工作台和工作区域卫生。

六、烹调加工卫生管理制度

1.加工人员在烹调前应认真检查待加工原料，发现有腐败、变质或感官性状异常的，不得进行烹调加工。

2.需要熟制加工的食品应当煮熟煮透，其中心温度不得低于 70 度。

3.加工后的成品与半成品、食品原料应分开存放，防止成品被污染。

4.需要冷藏的熟制品，应尽快冷却后冷藏。

5.烹调过程中严禁超范围滥用、超量使用食品添加剂。

6.不准将回收后的食品经过烹调加工后再次供应给顾客。

7.不准将炸制食品后的植物油倒入下水道内。

七、凉菜房卫生管理制度

1.凉菜间的生产、保藏必须做到专人、专室、专工具、专消毒、单独冷藏。

2. 操作人员应根据标准化要求，严格执行洗手、消毒规定，洗涤后用75%浓度的酒精棉球消毒，配戴一次性手套、口罩，操作中接触生原料后，切制冷荤熟食、制作凉菜前必须再次消毒，使用卫生间后必须再次洗手消毒。

3. 冷荤制作，储藏都要严格做到生熟食品分开，生熟工具（刀、墩、盆、秤、冰箱）等。严禁混用，避免交叉污染。

4. 冷荤专用刀、砧、抹布每日用后要洗净，次日用前消毒，砧板定期消毒。

5. 盛装冷荤、熟肉、凉菜的盆、盛器每次使用前刷净、消毒。

6. 生吃食品（蔬菜、水果等）必须洗净后，方可放入冰箱。

7. 凉菜间紫外线消毒灯要定时开关，进行消毒杀菌。

8. 冷荤熟肉在低温处存放次日要回锅加热。

9. 保持冰箱内整洁，并定期进行洗刷、消毒。

10. 非凉菜间工作人员不得进入凉菜厨房。

八、点心厨房卫生制度

1. 工作前需先洗擦工作台和工具，工作后将各种用具洗净、消毒注意通风保存。

2. 严格检查所用原料，严格过筛、挑选，不用不合格原料。蒸箱、烤箱、蒸锅和面机等用前要洁净，用后及时洗擦干净，用布盖好。

3. 盛装米饭、点心等食品的笼屉、箩筐、食品盖布，使用后要用热碱水洗净、盖布、纱布要标明专用，定期拆洗净，定位存放，保持清洁。

4. 面杖、馅机、刀具、模具、容器等用后洗净，定位存放，保持清洁。

5. 面点、糕点、米饭等熟食品凉后存入专柜保存，食用前必须加热蒸煮透彻，如有异味不再食用。

6. 制作蛋类制品，需选清洁新鲜的鸡蛋，散黄变质的鸡蛋不得使用。

7. 使用食品添加剂，必须符合国家卫生标准，不得超标使用。

九、备餐间卫生管理制度

1. 备餐间内由专人进行操作。

2. 工作人员在无人的情况下应开启紫外线灯消毒 30 分钟以上。

3. 工作人员应认真检查待供应食品，发现感官性状异常的不准供应。

4. 菜肴装饰的物品使用前必须经过消毒处理。

5. 食品在烹饪后至食用前存放超过 2 小时，应该马上转存到高于 60 度或低于 10 度的条件下存放。

6. 备餐间工作人员不准佩戴任何首饰，严格遵守酒店仪容仪表规范。

十、餐厅卫生管理制度

1. 餐厅服务员做好"五勤"：勤洗澡、勤理发、勤洗手、剪指甲、勤换工作服。

2. 搞好消毒柜、保洁柜的卫生工作。对存放两天以上的餐饮具在使用前必须进行重新洗净和消毒。

3. 加强防尘、防虫、防鼠设施的检查和维护；包厢内严禁有苍蝇出现；就餐大厅不允许在 15 平方米范围内超过 2 只；否则追究相关人员的责任。

4. 保证桌椅摆放有序，台面、台布、围裙清洁卫生。

5. 客人就餐前，对餐厅及时输送鲜风，保证餐厅空气清新；客人用餐完毕后，服务人员应及时清理餐用具。

6. 当顾客告知提供的食品确有感官性状异常或者可疑变质时，服务人员应立即撤换该食品，并同时告知相关负责人做出相应处理，确保供餐安全卫生。

十一、餐、饮具清洗消毒卫生管理制度

1. 餐、饮具的清洗消毒在洗碗间由专人负责操作。

2. 餐具的清洗消毒严格按照"一刮、二洗、三冲、四消毒、五保洁"的程序进行。

3. 采用洗碗机对餐、饮具进行消毒时，漂洗过水温度应该在 80℃。

4. 采用远红外线消毒柜对餐、饮具消毒时，应先将餐、饮具清洗干净，沥水后放入柜内，启动电源开关，当柜内温度上升到 120℃时消毒 15~20 分钟。消毒过程中不能任意开关柜内或添取餐、饮具。

注：

"一刮"是指将剩余在餐具内的食物残渣倒入废物桶内并刮干净；

"二洗"是将刮干净的餐具用 2% 的热碱水或在水中加入适量的食品洗涤剂清洗干净；

"三冲"是将经清洗的餐具用流动水冲去残留在餐具表面的碱液或洗涤剂；

"四消毒"是将已清洗的餐具用不同的消毒方式杀灭餐具表面的病菌；

"五保洁"是将洗净消毒后的餐具存放到密闭的保洁柜中保持干净。

十二、餐用具清洗消毒制度

1. 餐饮用具的清洗消毒必须在洁净区内划定专门区域进行处理，其清洗消毒设施必须做到专用，严禁在餐饮具清洗消毒设施内洗涤或放置其他任何物品。

2. 必须使用符合卫生标准的洗涤剂或消毒剂。

3. 餐饮用具清洗消毒按以下要求处理：

（1）采用物理法消毒（如煮沸、蒸汽消毒、红外线消毒等），应按照"一洗、二清、三消毒"的程序进行处理，消毒时应严格控制其温度、压力和时间。

（2）采用化学消毒法消毒（如含氯制剂等化学药品消毒）的，应按照"一洗、二清、三消毒、四冲洗"的程序进行处理，严格掌握消毒药液配制的浓度、浸泡的方法和时间。

4. 餐饮用具的清洗消毒应做到表面光洁、无油渍、无异味、无药液残留，符合卫生要求。

5. 餐用具使用后应及时洗净，定位存放，保持清洁。消毒后的餐饮用具应贮存在专用保洁柜内备用，保洁柜应有明显标记。

6.餐饮用具保洁要求：已清洗消毒好的餐、饮具在未使用前，必须将其存放于封闭的专用保洁柜内，严防灰尘、不洁物、鼠、蝇等污染。餐、饮具保洁柜内禁止放置其他任何物品。

十三、餐用具保洁卫生管理制度

1.贮存餐用具的保洁柜应贴上明显的标记。

2.经过清洗消毒贮存在保洁柜内的餐具，如果两天以上没有使用，需要使用时必须重新洗净消毒。

3.餐具保洁柜在不存取物品时，一定要关紧柜门，定期对保洁柜进行清洗，保持洁净。

4.严禁重复使用一次性餐、饮具。

5.已消毒和未消毒的餐具应分开存放，保洁柜内不准存放其他物品。

十四、食品添加剂卫生管理制度

1.采购食品添加剂时必须索取卫生许可证复印件和产品检验合格证明。

2.存放食品添加剂应做到专柜、专架、专人保管，定期检查并及时清除过期、变质的食品添加剂。

3.使用前应认真阅读食品添加剂产品说明书，不得超范围使用。

4.使用时应准确计量，不准超量使用食品添加剂。

5.禁止以掩盖食品腐败变质或掺杂、掺假、伪造为目的而使用食品添加剂。

十五、食品从业人员个人卫生常识

1."五病"调离：凡患有伤寒、痢疾、病毒性肝炎等消化道传染病、活动性肺结核、化脓性或渗出性皮肤病的，不得参加接触直接入口食品的工作。一经发现，马上调离岗位。

2.个人卫生"五勤"：勤洗澡、勤理发、勤洗手、勤剪指甲、勤换衣服多刷洗。

3.服务人员和厨师个人卫生注意事项：

（1）穿戴清洁的工作服、工作帽、头发不外露、不留长指甲、不涂指甲油、不佩戴首饰。

（2）在工作开始前或工作中从事任何可能污染双手活动后都应洗手。

（3）个人衣物及私人物品不得带入食品处理区。

（4）食品处理区不得有抽烟和其他可能污染食品的行为。

十六、食品卫生检查制度

1.食品卫生检查由专人负责。

2.定期对食品卫生进行检查，或不定期对各部门的卫生工作进行巡视与检查。

3.食品卫生质检报告出来后及时对餐饮各部门进行通报。

4.卫生报告应包括的内容为：具体的不合格的详细说明以及对当事人的处罚结果和要求部门整改的意见。

十七、食品卫生奖惩制度

1.员工个人卫生不符合卫生管理要求，如留长指甲、染发、佩戴首饰等行为，按酒店《员工手册》处罚。

2.员工不按要求参加酒店组织的卫生知识培训，每缺课1次，罚款20元，并参加后期培训。

3.食品周转库仓库管理员以及吧台管理员因对食品原料以及酒水、茶叶等保管不善，造成食品过期、霉变，或食品标识不全的，每发现一次罚款50元；情节严重造成不良后果的作降薪或开除处理。

4.厨师超范围、超量使用食品添加剂和色素，发现一次罚款100元；对上述行为不及时改正的，作辞退或开除处理，并追究其上级主管负责人的相关责任。

5. 对新入职员工没有健康证的没发现 1 次直接对其上级主管罚款 50 元。

6. 在职老员工健康证过期未及时办理健康证的，按酒店的处罚政策进行处罚。

7. 餐饮部在年终评选出卫生工作出色的部门 1 个，个人 2 名分别给予物质奖励。

十八、食品卫生知识培训考核制度

1. 每月底由总经办人事主管将新入职员工花名册报给餐饮部食品卫生管理员。

2. 食品卫生管理员根据食品卫生法规对新员工进行培训，并做好相关记录。

3. 培训后，对新入职员工进行理论考试，合格后可以上岗工作，不合格者参加补考，仍不合格者参加下批考试。

4. 食品卫生管理员不定期对在岗老员工进行食品卫生知识的培训，加强在岗工作人员的卫生意识。对不合格者调离工作岗位进行培训。

十九、员工健康检查管理制度

1. 总经办负责监管在职员工的体检工作。

2. 对新入职员工，坚持先体检后上岗的原则，对不符合相应岗位健康要求的不予以录用。

3. 发现体检不合格者不允许办入职手续，老员工体检不合格者，立即调离其工作岗位，并做好相应记录。

4. 对于以种种理由推诿不去体检造成健康证过期的，按照过期 10 元 / 天处罚，超过一周的按照 20 元 / 天处罚并按照"不服从上级工作安排"的过失累加处罚，并追究其上级主管的责任。

二十、酒店传染病报告制度

1.一旦发现客人或员工有传染病症状的疑似患者，有关人员应立即告知酒店大堂，并将疑似患者送往门诊或当地医院。

2.发现患者有38度以上高热或上吐下泻，并伴有严重脱水等症状必须迅速隔离，及时通知就医，并报告酒店高层。

3.经医院确诊为非典、禽流感、霍乱等烈性传染病，由酒店领导上报疾病控制中心或卫生行政主管部门。

4.大堂应及时统计好患病人员的具体情况，并记录在册。

5.客房部PA组根据酒店有关规定及时做好发病及相邻场所的消毒工作，酒店全体按卫生部门的专业指导积极采取有效措施。

二十一、酒店员工传染病防治措施

1.新入职的员工必须经过卫生知识培训取得卫生部门有效健康证明后方可录用。在职员工每年进行一次健康检查，取得卫生部门有效健康证明后方可从事对客服务工作。总经办应规范员工健康证的管理工作，注意识别假证。

2.各部门应不定期对酒店各岗位进行卫生常识的基本培训，要求员工加强体育锻炼，养成良好的卫生习惯，提高员工免疫力，特别是做好酒店员工的乙肝预防接种工作。

3.预防传染源进入酒店，凡是处在传染隔离期或恢复期的员工或带菌者必须在隔离期或治疗后经检验为阴性，并有医生诊断证明方可进店上班，凡是有疑似传染病症状的客人来店，应好言婉拒。

4.切断传播途径，健全酒店环境卫生管理制度，保持环境整洁，消灭蚊蝇、老鼠、蟑螂。酒店各岗位、对客区域经常开窗通风。

5.在禽流感流行期间，不要密切接触禽类，对鸡肉等禽类食物应彻底煮熟后食用，注意个人卫生，保持双手清洁，勤洗手。

6.在传染病流行期间，酒店应提供口服药物或对酒店各区域、员工宿舍等进行消毒。

7. 员工体检发现患有伤寒、痢疾、病毒性肝炎等消化道传染病、活动性肺结核、化脓性或渗出性皮肤病的，应安排休假治疗，治愈后才能回岗。

8. 加强传染病预防教育工作，密切关注传染病流行趋势建立健全预防措施，采取有效的预防方法并加以落实，控制传染病在酒店的流行，保证酒店各项工作全面高效进行。

二十二、突发卫生事件应急预案

一旦发生食物中毒事件，按下列程序处理：

1. 报酒店值班经理，总经理，并立即送患者往就近医院救治。

2. 召开食品卫生小组工作会议，研究情况，制定有效措施，具体落实人员分工。

3. 做好食物中毒事件的专册登记，统计患者的具体情况、人数、发病日期、主要症状、就医情况等，积极配合卫生监督所进行调查。

4. 将可能引起食物中毒的食品留样并加以封存。

5. 立即通知律师出具法律专业意见，寻求最佳解决途径。

参考文献

1. 孙长颢等 . 营养与食品卫生学（第七版）[M]. 北京：人民卫生出版社，2012.

2.Tom L. Beauchamp & James F. Childress. Principles of Biomedical Ethics, fifth edition[M]. Oxford: Oxford University Press, 2001.

3. 中国就业培训技术指导中心组织编写 . 公共营养师 . 北京：中国劳动社会保障出版社，2012.

4. 王培玉等 . 健康管理学 [M]. 北京：北京大学医学出版社，2012.

责任编辑：果凤双

图书在版编目（ＣＩＰ）数据

食品营养与卫生安全管理 ／ 雷铭，冉小峰编著. --
北京 ：旅游教育出版社，2017. 10
　　ISBN 978-7-5637-3642-3

　　Ⅰ. ①食… Ⅱ. ①雷… ②冉… Ⅲ. ①食品营养②食
品卫生学 Ⅳ. ①R15

中国版本图书馆CIP数据核字(2017)第251833号

食品营养与卫生安全管理

雷铭　冉小峰　编著

出版单位	旅游教育出版社
地　　址	北京市朝阳区定福庄南里 1 号
邮　　编	100024
发行电话	（010）65778403　65728372　65767462（传真）
本社网址	www.tepcb.com
E - mail	tepfx@163.com
排版单位	北京旅教文化传播有限公司
印刷单位	北京京华虎彩印刷有限公司
经销单位	新华书店
开　　本	710毫米×1000毫米　1/16
印　　张	10.625
字　　数	137 千字
版　　次	2017 年 10 月第 1 版
印　　次	2017 年 10 月第 1 次印刷
定　　价	42.00 元

（图书如有装订差错请与发行部联系）